临床医学与药学应用研究

李尊民 赵颖 何文锦 张超 苏同法 刘瑾 主编

吉林科学技术出版社

图书在版编目（ＣＩＰ）数据

临床医学与药学应用研究 / 李尊民等主编. -- 长春:
吉林科学技术出版社，2024.5
ISBN 978-7-5744-1392-4

Ⅰ．①临… Ⅱ．①李… Ⅲ．①临床药学 Ⅳ．①R97

中国国家版本馆CIP数据核字(2024)第101804号

临床医学与药学应用研究

Linchuang Yixue Yu Yaoxue Yingyong Yanjiu

主　　编	李尊民 赵　颖 何文锦 张　超 苏同法 刘　瑾
出 版 人	宛　霞
责任编辑	隋云平
封面设计	徐　梦
制　　版	徐　梦
幅面尺寸	185mm×260mm
开　　本	16
字　　数	150 千字
印　　张	10.25
印　　数	1-1500 册
版　　次	2024 年 5 月第 1 版
印　　次	2024 年 12 月第 1 次印刷

出　　版	吉林科学技术出版社
发　　行	吉林科学技术出版社
地　　址	长春市南关区福祉大路 5788 号出版大厦 A 座
邮　　编	130118
发行部电话/传真	0431—81629529　81629530　81629531
	81629532　81629533　81629534
储运部电话	0431-86059116
编辑部电话	0431-81629510
印　　刷	三河市嵩川印刷有限公司

书　　号	ISBN 978-7-5744-1392-4
定　　价	60.00 元

《临床医学与药学应用研究》

编委会

前　言

　　近年来，医学的发展日新月异，医学理论不断创新，新理论、新技术不断涌现。随着人们对疾病的认识不断深化，疾病的诊断和治疗规范也在不断改变中。社会经济的高速发展和医药科技的不断进步，极大地推动了临床药学的发展；新药物及新制剂的不断上市，也极大地丰富了临床药学的内容。临床诊疗取得了长足的进步，病因和发病机制得到了深入的研究，疾病的诊断和治疗也得到了广泛的实践。本书在医学方面，介绍了医学领域的新理论与技术，涵盖临床医学领域各方面的知识点，并结合临床用药现状和实践经验，较系统地阐述了药学基础理论、药物相互作用等方面内容。本书内容系统全面、条理清晰、语言简洁，结构顺畅合理，融科学性和实用性为一体，具有一定的参考价值。

目录

第一章 药学概论 ·· 1

  第一节 概述 ·· 1

  第二节 临床药学和临床药师 ·· 7

第二章 临床药动学和药效学 ·· 12

  第一节 概述 ·· 12

  第二节 临床药动学基本原理 ·· 13

  第三节 临床药效学基本原理 ·· 29

第三章 药品相互作用 ·· 37

  第一节 概 述 ·· 37

  第二节 体外药物相互作用 ·· 39

  第三节 药动学相互作用 ·· 45

  第四节 药效学相互作用 ·· 60

  第五节 中西药相互作用 ·· 63

第四章 心内科疾病 ·· 71

  第一节 心律失常 ·· 71

  第二节 高血压 ·· 89

  第三节 心力衰竭 ·· 112

第五章 心血管疾病介入技术 ·· 138

  第一节 右心导管术 ·· 138

  第二节 房间隔穿刺术 ·· 146

参考文献 ·· 153

第一章 药学概论

第一节 概述

药物治疗是临床医师根据疾病的病因、病情、发病机制及患者个体差异，实施合理用药的过程。迄今为止，在针对临床疾病的诸多治疗方法中，药物治疗始终居于十分重要的位置。临床药物治疗学是应用基础医学、临床医学和药学的理论，在临床药物治疗实践中研究科学选择药物、制定治疗策略、设计并实施药物治疗方案的学科。药物治疗学和临床药理学都是研究药物与人体相互作用的科学，但各有侧重。临床药理学是药物治疗学的理论基础，侧重于药物作用的理论研究。药物治疗学侧重于研究药物的临床应用，着重研究在疾病防治中选择药物以及制定和实施药物治疗方案等实际问题。

一、临床药物治疗学的发展概况

药物的历史可追溯到五六千年前，"神农氏尝百草，一日而遇七十毒"形象地描绘了药物发现源于古代人类的生产和生活实践。数千年来，人类不懈地与疾病做斗争并通过反复实践和认知逐渐积累了丰富的用药知识。现知我国最早的药物学著作为公元 1 世纪左右的《神农本草经》，全书共三卷，收载药物包括动物、植物和矿物三类，共计 365 种。唐代的《新修本草》或《唐新本草》是中国也是世界上第一部由政府颁发的药典，这部书收载药物 844 种，并附有药物图谱，开创了中国本草著作图文对照的先例，不仅对中国药物学的发展有很大影响，而且对世界医药的发展作出了重要贡献。由明代医药学家李时珍编写修订的医药学巨著《本草纲目》，全书 52 卷，约 190 万字，共收载药物 1892 种，附方 11000 多个，这部书全面总结和整理 16 世纪以前中国人民的药物知识，并被翻译成英、日、朝、德、法、俄、拉丁 7 种文本，传播到世界各地。国外药物知识的发展以埃及和印度最早，公元前 1500 年左右埃及的 "papytus"（纸草本）及其后印度的 "Ajurveda"（阿育吠陀经）

均有药物知识的记载。希腊、古罗马和阿拉伯在医药学发展中也有悠久的历史，如希腊医师 Dioscorides 的"Materiamedica"（药物学），古罗马 Galen（公元 131—200 年）所著的"Materiamedica"（药物学）以及阿拉伯医师 Avicenna（公元 980 年）所著的"Canonmediclnae"（医药典），这些专门的药物学著作对古代医药学的发展均产生了重要影响，但由于人们对药物的特征、机体的结构和功能，以及疾病的发展缺乏科学的认识，古代的药物治疗长期处于经验主义阶段。

19 世纪初，在化学和实验生理学的基础上，药理学逐渐发展成为一门现代科学，很多具有神秘色彩的药物的作用及其作用机制通过实验药理学得以发现或证实，对药物的认识也从以文字叙述、经验总结转化提升到科学的理性认识。进入 20 世纪后，药学工作者利用人工合成的化合物及改造天然药物有效成分的分子结构作为新药来源，迎来了新药发现的黄金年代，现在临床上常用的磺胺类药物、镇痛药、抗组胺药、抗高血压药、合成抗疟药、抗生素、抗癌药、激素类药物及维生素类中许多药物均研发于 20 世纪 30 年代到 50 年代间。近几十年来，随着生物工程技术的迅速发展，不少生物技术药物应用于临床，其中大多为多肽和蛋白质类药物，目前国内外已批准上市的约 100 种，2008 年全球蛋白质/多肽类药物总销售额已超过 750 亿～800 亿美元，年增长率达 20 以上。

药理学的发展同时也促进了临床药理学和临床药物治疗学的发展。1980 年在英国伦敦召开了第一届国际临床药理学与治疗学会议，1983 年和 1986 年分别在美国华盛顿和瑞典斯德哥尔摩召开了第二届和第三届国际临床药理学与治疗学会议，此后每隔 3 年左右召开一次。2004 年第八次国际临床药理和治疗学会会议在澳大利亚的布里斯班市召开，此次会议的宗旨是将基础药理和临床药理更密切地结合起来为临床服务。临床药物治疗学得到了广泛关注和快速发展。

临床药物治疗学是现代新兴的一门学科，以适应临床实践的需求而产生和发展，其核心是指导临床合理用药。1977 年世界卫生组织（WHO）提出了基本药物的概念，并于 1985 年和 2002 年两次对基本药物的概念进行了扩展和精确定义，指出基本药物不仅是能够满足大多数人口卫生保健需要、国家应保证生产和供应的药物，而且还应高度重视合理用药，即基本药物还必须与合理用药相结合，对临床合理应用基本药物提出了原则性指导意见。2009年8月我国正式颁布《关于建立国家基本药物制度的实施意见》《国家基本药物目录管理办法（暂行）》和《国家基本药物目录（基层医疗卫生机构配备使用部分）》（2009年版），这标志着我国建立国家基本药物制度工作正式实施，提高了我国临床合理用药的水平。

临床药物治疗学已不再是凭临床经验对症用药，药理学、病理学、生理学、生物化学和分子生物学等都是实施合理药物治疗的重要基础，并随着科学的发展而不断完善。临床上经常出现这样一种现象：两个患者诊断相同，一般症状相同，用同一药物治疗，血药浓度也相同，而疗效或不良反应却大相径庭，这用传统的药理学和药动学原理是无法解释的。出现这种情况的原因是个体差异或遗传多态性，表明与药物转运、代谢或作用相关的位点（如载体、受体、离子通道、药物代谢酶等）存在遗传多态性。药物作用相关位点的变异可能发生在基因上，也可能发生在转录或转录后剪接、翻译、翻译后修饰等过程中。基因的变异相对稳定，也比较容易鉴定，与机体对药物反应的差异更具相关性。药物基因组学就是研究机体遗传变异与药物反应多态性关系的科学，是未来临床合理用药的重要基础。将功能基因组学的信息应用于合理用药，以增加药物治疗的有效性和安全性，减少不良反应，实现个体化用药，这是药物基因组学的研究目的。药物基因组学来源于临床药物治疗学，又服务于临床药物治疗学。

二、临床药物治疗学的内容

药物治疗学是研究应用药物进行治疗的学科。药物的治疗作用受药物与机体等诸多方面因素影响。药物方面包括药物理化性质、生产质量、药理作用特性、剂量、给药途径、给药时间、疗程、药物相互作用等。机体方面因素包括遗传因素、心理、年龄、性别、生理状态、疾病病因、病理变化、疾病类型、病程。药物治疗要根据医学与药学的基本理论和知识，结合患者疾病的临床资料、药物特点和药物经济学原理，制定并实施"个体化"的治疗方案，以获得最佳疗效和最低治疗风险。现代科学技术的进步为药学发展奠定了坚实的基础。药学发展为医师和药师防病治病实施合理药物治疗，提高人类健康水平创造了条件。

药物治疗学主要任务是指导临床医师根据疾病的病因、病情、发病机制，患者个体差异，药物特点和药物经济学原理，实施合理用药。药物治疗学内容包括：①根据药物的药效学和药动学特点，选择针对疾病病因和病理生理改变发挥药效学作用，能够转运到病灶部位并能维持有效浓度的药物。②根据疾病和药物特点设计给药方案、给药途径和方法。③根据遗传多态性与药物反应多态性，优化药物的选择和治疗方案。④对药物产生的不良反应有明确的诊断指标和应对措施。⑤明确药物、机体、疾病等因素对药物作用的影响。⑥在选药和制定给药方案时，遵循药物经济学的原则。

药物治疗的"个体化"是保障用药安全和有效的需要。任何上市的药物必须经过严谨的药学、药理学、临床药理学等多方面的实验研究，通过严格的审评、批准程序，并得到新药证书，才能获准生产上市，以保证用药人群的安全性和有效性。但是，由于药动学与药效学的多样性等因素引起的个体差异，不能保证对用药的每位患者都安全与有效，因而需要优化给药方案，实现药物治疗的"个体化"。一项治疗方案实质上就是一项进行临床试验或验证的科学设计，这种设计的基础是药物研制时的有对照的临床试验以及药品上市后应用的经验。在开始药物治疗之前，必须明确临床用药目的和判断疗效的指标。药物治疗的个体化需要掌握药物在具体患者的药动学和药效学情况，了解年龄、肝肾功能、食物、药物相互作用、耐药性、影响药动学和药物毒性的多种遗传因素等对药效的影响。开展血浆药物浓度监测有助于了解药物的药动学特点和出现药效多样性的可能性。药效学多样性的监测，需要预先确定药效与毒性作用的标准并密切观察患者的反应性。有些不良事件是药效学作用的延伸，而药物相互作用的多样性也能引起严重的不良事件，药物治疗的"个体化"也有利于避免因相互作用引起不良事件的发生。

药物治疗学作为一门科学，不仅应用于新药临床试验、观察和评价，而且应用于临床患者的个体化治疗。药物治疗应符合安全、有效、经济、规范的基本原则。

实现合理用药还应运用药物经济学的观点和方法，进行成本—效果分析，提高卫生资源的使用效率，提高药品和临床药学服务价值，使药品在临床治疗中被安全、有效、经济、合理地使用。

　　一项合理的药物治疗方案应当符合安全、有效和经济的原则。判定药物治疗方案的质量如何应当考虑以下四方面因素：①临床效果，即药物的疗效和毒性问题。②患者状态改善情况。③患者满意程度。④患者直接和间接发生的费用情况。20世纪初，Wilcox、Osbome就指出，临床医生注重掌握医学知识和诊断技术，但药物治疗水平往往不适应临床需要。然而，近一个世纪过去了，就医学领域总体情况而言，药物治疗水平与医学理论和诊断技术的发展仍然不相适应。药学也是现代迅速发展的领域之一，可供临床选用的新药不断涌现。临床医师通常从同行、医药销售代表、广告或其他途径获得新药信息的方式缺乏科学性和合理性。临床药理学为实现合理用药提供理论基础，而实现合理的药物治疗是一项需要医药卫生行政管理部门、医药卫生人员，甚至药品生产、经营领域共同努力的系统工程。

三、临床药物治疗学和相关学科的关系

　　临床药物治疗学不同于药理学、药物学等。药理学是研究药物和机体相互作用规律的一门科学，其中药物对机体的作用包括药效学和毒理学两大部分，主要研究药物对机体的作用、不良反应及其产生机制。机体对药物的作用主要指药动学，研究药物在机体内的吸收、分布、代谢、排泄动态变化的规律。药理学和药物学都是根据药物对机体的作用将药物进行分类，药物学阐述的是药物的理化性质、体内过程、作用（包括药物之间的相互作用）和作用机制、用途和不良反应等基本内容。临床药物治疗学是疾病治疗学的一个分支，它以疾病为纲，在阐述疾病的病因和发病机制、分类和临床表现的基础上，根据患者特定的病理、生理、心理状况和遗传特征，再结合药物的作用特点和经济学特点，阐明如何给患者选用合适的药物、合适的剂量、合适的用法，以期取得良好的治疗效果，避免药物不良反应和有害药物相互作用的发生。

　　临床药物治疗学不同于临床药理学，两者总论内容虽有小部分交叉重叠，但临床药物治疗学紧扣临床用药这个主题，重点介绍药物治疗的基本原则、基本过程和影响临床用药的共性因素，而临床药理学更重视血药浓度和药动学变化对临床用药的指导作用。两者各论内容差异更大，主要体现在：①临床药理学按药物分类介绍药物，而药物治疗学以疾病为纲介绍疾病的药物治疗；②药物治疗学有针对性地介绍疾病的病因、发病机制、临床表

现和分类分型，重点强调根据疾病的分类分型该如何选用药物，而临床药理学基本不介绍或很少介绍疾病，重点强调药物的作用和临床疗效评价；③临床药理学主要研究单药在人体的药动学参数和药效学特点以指导合理用药，而药物治疗学主要研究和评价针对具体疾病、具体个体的药物治疗方案，关注在治疗目标指导下，对个体药物治疗方案的制定与实施，其中包括单药的作用，也关注多药合用的综合效果。

临床药物治疗学关注疾病，但有别于内科学。后者在阐述疾病的流行病学、病因、病理变化、发病机制的基础上，重点关注的是疾病的临床表现、诊断（包括诊断措施和诊断标准等）、鉴别诊断和治疗原则。临床表现包括疾病的症状、体征、物理和生化检查的改变、疾病的分类或分型等。治疗原则包括介入或手术治疗、物理治疗，当然也包括药物治疗，但对千变万化的疾病和千差万别的个体，如何综合应用药物和个体的众多信息，正确地选择和使用药物，则关注不够。多数发达国家的医疗机构，对疾病的药物治疗，是由临床医师和药师共同负责的，医师更关注分析疾病，药师更关注合理用药。我国目前许多医院还没有设置临床药师的岗位，在体制和知识储备上，使多数药师还不能做到与临床医师共同对患者的药物治疗负责。

临床药物治疗学的基本原则和方法，不仅来自科学理论，也源自循证医学。循证医学（evidence based medicine，EBM）能为临床药物治疗提供更加科学的证据和方法，它要求在维护患者健康过程中，主动、明确、审慎地应用目前最佳的证据作出决策。循证医学将证据分成五个等级，以评估证据的可靠性和临床实用性：Ⅰ级，设计良好的随机对照试验，其中又以同质随机对照试验系统评价的证据信度最高；Ⅱ级，设计较好的队列或者病例对照研究，其中以同质队列研究的系统评价最好；Ⅲ级，病历报告或者有缺点的临床试验，其中以病例对照研究的系统评价为好；Ⅳ级，病例分析或者质量差的病例对照研究；Ⅴ级，个人的临床经验，没有经过分析评价，仅依据基础研究的专家意见。循证医学应用到临床药物治疗学中，就是尽可能应用最佳证据，指导药物治疗方案的制定，以获得最佳的药物治疗效果。

药物基因组学是临床药物治疗学的基础，主要体现在：①通过研究遗传多态性和药物反应个体差异的关系，阐明个体间药物反应多样性的分子基础，指导个体化的药物治疗；②在新药临床研究中通过分析患者基因型，选择能获得良好疗效并能避免严重不良反应的受试患者，减少新药临床研究的时间和费用；③在基因组水平上预测个体用药过程中可能出现的一些严重的甚至威胁生命的药物不良反应，使药物治疗更安全、有效；④在弄清楚某些药物对少数患者不产生疗效或易产生严重不良反应的基因组学基础后，可挽救某些过去在临床试验中未获通过的药物。

临床药物治疗学不研究药物的药理作用和作用机制，不研究疾病的病因和发病机制，不研究药物的性能与价格的关系，它重点是利用这些方面的知识，研究影响药物产生疗效和不良反应的因素，包括药物方面因素和机体方面因素，并利用这些研究证据来指导合理地选择并正确地使用药物。临床药物治疗学对我国的医学生和药学生来说都是一门崭新而又非常实用的课程，对其教学任务和内容的界定还会有一个不断发展和完善的过程。

第二节　临床药学和临床药师

一、临床药学

临床药学是以患者为对象，研究药物及其剂型与病体相互作用和应用规律的综合性学科，旨在用客观科学的指标来研究具体患者的合理用药。其核心问题是最大限度地发挥药物的临床疗效，确保患者的用药合理与安全。

临床药学的工作是面向患者，以患者利益为中心。其特点在于它的临床实践性，药师在工作中始终和患者在一起，了解患者的生理、病理条件，根据患者复杂多变病情的防治需要，运用药剂学、药理学与药物治疗学等专业知识，密切结合临床患者的状况，针对性地给患者合理选药、正确用药，并监测用药过程，准确判断其疗效与不良反应，从而摸索用药规律，确保患者用药的安全性、有效性和经济性。

国外将临床药学定义为一个与合理用药有关的实践性学科领域。在这个领域里，临床药师提供的服务是有利于优化治疗、促进健康、预防疾病的药学服务。作为一门学科，临床药学的宗旨是致力于改善患者的健康状况与生命质量。

综合国内外的认识，临床药学工作就是药师要利用药学专业知识、技术、方法和药师特有的思维，针对医师、护士、患者在药物治疗各个环节中存在的问题提供具体的药学技术服务与帮助。

二、临床药师

临床药师是走进病房、来到患者床边为患者提供药学服务的药师。在国外，临床药师已有专门的职称系列，而获得临床药师的职称并不容易，要有相应的教育背景与专门的培训，拥有深厚的可以改善患者健康状况与生命质量的药物治疗知识，拥有确保最佳治疗效果的药物治疗经验与判断能力。

临床药师为患者提供服务的场所是在病区，具有涉及生化、药学、社会行为学与临床医学等相关学科的知识。为了达到理想的治疗目标，临床药师在工作中要综合运用相关专业知识、急救知识、法律法规、伦理学、社会学、经济学等循证治疗原则与指南。因此，临床药师对患者的药物治疗负有直接与间接的（作为顾问或者与其他医务工作者合作）责任。

在医疗系统中，临床药师是药物治疗的专家，可常规提供药物治疗评估服务，并可为患者及医务工作者提供合理用药的建议。临床药师是一个可为安全、有效、适当、经济的药物治疗提供科学的、有效的信息与建议的主要资源。

（一）临床药师的职责

在 2007 年 12 月 26 日卫生部出台的临床药师制系列文件中，对临床药师的职责进行了如下阐述：临床药师是临床医疗治疗团队成员之一，应与临床医师一样，坚持通过临床实践发挥药学专业技术人员在药物治疗过程中的作用，在临床用药实践中发现、解决、预防潜在的或实际存在的用药问题，促进药物合理使用。

临床药师的主要工作职责有以下七个方面。

（1）深入临床科室了解药物应用动态，对药物临床应用提出改进意见。

（2）参与查房和会诊，参加危重患者的救治和病案讨论，对药物治疗提出建议。

（3）进行治疗药物监测，设计个体化给药方案。

（4）指导护士做好药品请领、保管和正确使用工作。

（5）协助临床医师做好新药上市后的临床观察，收集、整理、分析、反馈药物的安全信息。

（6）提供有关药物咨询服务，宣传合理用药知识。

（7）结合临床用药，开展药物评价和药物利用研究。

（二）国外临床药师的发展

不同国家临床药师的开展程度不同，发展较好的国家为美国和英国。美国的临床药学工作始于20世纪60年代，到了70年代开始评价药师参与临床服务的效果；1990年提出药学监护的概念，并在1993年的国际药学会议上正式得到肯定；1997年美国临床药学院建立了有药师参与的合作药物治疗管理制度；2001—2003年，75%的州立法确认临床药师制，现在已有临床药学专业的专家。以下是国外临床药师发展的关键历程。

1.临床药学专家准则

美国 Veterans Administration 于1985年颁布临床药学专家准则。其中，教育背景是其主要因素之一。多年来，美国的药学博士（Pharm. D）教育已输送了无数名合格的临床药师。国外的经验说明，临床药学专业的研究生培养是造就临床药师的重要途径。

2.确立药师为新医疗团队中的成员

2004年在美国新奥尔良举行的第64届国际药学联合会（FIP）上强调了药师在医疗体系中的角色与作用，确立患者与药师为新医疗团队中的核心。

FIP很早就明确宣布对临床药学工作的支持。为了提高医疗保健的效率，药师应该保持与医务人员之间密切合作，使药师能更多地在药物治疗过程中发挥作用。药师的技能在确保提供可靠的后勤供给以及在治疗过程中给患者提供药物技术服务方面，至关重要。

3.给予药师处方权

在第64届FIP大会上，专家的报告中提及越来越多国家的卫生当局凭着对药师的信任，授予药师处方权，以便他们能够随访特定的患者，并为慢性病患者的治疗提供再配药服务。

因此，药师的作用大大超越了传统的发药的角色。

4.药师开始有医疗文书

在一些国家，所有患者都有一个记录其保健与医疗数据的"个人医疗档案"。药师可以看到该档案的治疗部分，并把用药方面的数据填写进去。

5.药历与临床药师的成长

建立药历是临床药师成长的关键环节之一。不同国家药历的格式有所不同，美国推行的是 SOAP 药历。

S（subjective）：主观性资料，包括患者的主诉、病史、药物过敏史、药品不良反应史和既往用药史等。

O（objective）：客观性资料，包括患者的生命体征、各种临床生化检验结果、影像学检查结果、血液和尿液检测结果、粪便培养结果以及血药浓度检测结果等。

A（assessment）：临床诊断以及对药物治疗过程的分析与评价。

P（plan）：治疗方案，包括选择具体的药品名称、给药剂量、给药途径、给药时间间隔、疗程以及用药指导的相关建议。

从美国药历的建立来看，药师着重临床化，只有走到病床边，亲自与患者交流，才能了解患者的真正需求，为患者提供更为有效的服务。

三、药学服务

药学服务是在临床药学工作的基础上发展起来的，与传统的药物治疗有很大的区别。含义是：药师应用药学专业知识向公众（包括医护人员、患者及家属）提供直接的、负责任的、与药物使用有关的服务，以期提高药物治疗的安全性、有效性和经济性，实现改善和提高人类生命质量的理想目标。药学服务（Pharmaceutical care），就是药学人员利用药学专业知识和工具，向社会公众（包括医药护人员、病人及其家属、其他关心用药的群体等）提供与药物使用相关的各类服务。

药学服务的概念最初是由 Mikeal 在 1975 年提出，1990 年美国的 HeplerCD 和 StrandLM 在《美国医院药学杂志》上对药学服务作了较全面的论述。1993 年，美国医院药师协会对药学服务的统一定义是：药师的使命是提供药学服务，药学服务是提供直接的、负责的与药物治疗有关的服务，目的是获得改善患者生活质量的确定结果。这些结果包括治愈疾病，消除或减轻患者的症状，阻止或延缓疾病进程，预防疾病或症状的发生。

药学服务的目的是提高接受药物治疗患者的生活质量，这就要求药师的工作要从以药品为中心转变为以患者为中心，药师不仅要提供安全有效的药物，还应提供安全有效的药物治疗，要在患者用药前、用药过程中和用药后提供全程化的药学服务。为了提供这种负责的药学服务，就要求药师不但要掌握药学的基本知识、熟悉基础医学和临床医学的知识，并且要将这些知识转变成为患者制定个体化要素的治疗方案和对患者合理用药的指导，而临床药物治疗学则是为医学服务的理论和方法。

第二章　临床药动学和药效学

第一节　概述

临床药学服务的重要工作之一是为患者制定最适合的个体化给药方案，以达到最佳的治疗效果，同时尽量降低患者产生毒副反应的风险。"所有的药物都可能是毒药，这取决于所服用的药物剂量。"药物作用的双刃剑的特性以及临床不合理用药的真实存在，给临床药师的工作提出了更高的要求，即在以药物为中心的服务逐步走向以患者为中心的服务的今天，如何根据患者的个体条件制定合理的临床给药方案。

一个完整的临床给药方案包括以下方面：药物、剂型、给药方式、给药频率、疗程等。不同药物具有不同的治疗方案，比如，为什么四环素必须每隔 6～8 小时给药 1 次，而地高辛只需要每天 1 次？为什么催产素必须静脉滴注给药？为什么止痛药常常单剂量给药，而抗生素却需要一段时间内的按时用药？要阐述其间的原因，就需要全面了解药物如何进入人体、在人体如何处置，以及药效如何发挥，即药物在人体内的药动学和药效学性质。临床给药方案的制定取决于药物的两个要素，一是药效学，即药物对机体的作用；另一个是药动学，即机体对药物的处置。

药动学是应用动力学的原理定量地描述药物的吸收、分布、代谢、排泄等过程的动态变化规律，并应用数学模型加以描述的一门学科。临床药动学是将药动学的原理应用于患者从而设计个体化给药方案优化临床治疗效果降低毒副反应的一门学科。临床药动学所阐述的是临床给药方案的实施与药物在体内暴露的速度和程度（血药浓度—时间曲线）之间的关系。

药效学是研究药物浓度和药理效应关系的一门学科。临床药效学则是研究药物在疾病状态下对机体的作用、作用机制和量效规律的科学，旨在综合考虑患者的个体化因素，结合药物各自的特点，为临床筛选和制定疗效好、毒性低的药物治疗方案，以达到安全、合理用药的目的。临床药效学所阐述的是药物在体内暴露的速度和程度（血药浓度—时间曲线）与药效和毒副反应之间的关系。

给药后药物的作用可以分为两个过程：一是当患者完全遵照医嘱服药后，药物经吸收进入体内，进而在体内分布到达药物作用的靶点，最终经代谢转化或以原形药物的形式排出体外等一系列的药动学过程，该过程揭示了机体对药物的处置。二是药物到达体内靶点后如何发挥药效的过程，该过程揭示了药物在作用部位的浓度与药物效应强度的相关性。只有了解药物作用的临床药动学和药效学知识，才能制定出合理的临床给药方案。同时，通过监测患者的药效学指标和血药浓度—时间曲线，也可以在治疗过程中随时调整患者的给药方案，从而达到最优的临床治疗效果。本章内容将主要阐述临床药动学和药效学的基本原理及其在临床药学服务中的应用。

通过药物的临床药动学和药效学信息制定初步的给药方案，再通过监测药效学指标或者血药浓度—时间曲线随时调整给药方案以达到最优疗效。

第二节　临床药动学基本原理

药物代谢动力学是起源于 20 世纪 70 年代的一门学科，研究的是机体对药物及外源性异物的处置作用。具体地讲，就是探讨药物或其代谢物在不同的体液、组织、排泄物中的浓度—时间过程，并且用数学模型加以阐述的一门学科。将药动学的原理应用到临床给药方案的制定，以优化治疗效果降低毒副反应。

一、药物体内过程

药物要发挥药效，多数给药途径必须首先经吸收过程进入血液，然后随血液循环分布到各组织中，部分药物还将在肝脏等组织中发生一系列的代谢过程，最后药物会以原形和（或）代谢物的形式经肾脏、胆汁等排泄出体外。药物在体内的吸收、分布、代谢、排泄的过程，称为药物的体内过程，缩写为 ADME。静脉注射给药后，药物直接进入血液循环系统，不存在吸收过程。

二、吸收

吸收（absorption）是指药物从给药部位进入血液循环的过程。除了从动脉和静脉直接给药外，其他给药途径均存在吸收过程。通常用生物利用度来表示药物吸收进入血液循环系统的速度和程度。影响患者药物吸收的因素包括患者的性别、年龄、种族及其他遗传因素，还包括患者的病理、生理特点如胃肠道的 pH 值、胃肠蠕动性、胃肠结构、肠道菌群状况、肝功能及肝肠血流灌注情况等。此外，患者的饮食结构和特点也会影响某些药物的吸收情况。口服药物在进入体循环之前，可能经由肠道和肝脏药物代谢酶的作用，使进入体内的药量降低，这种现象称之为首过效应。首过效应也是影响某些药物口服吸收的重要因素。

（一）药物经胃肠道的吸收

1.胃肠道的生理特征

口服药物经胃肠道吸收，这是最简单、经济、常用的给药方式。胃肠道各部位组织结构以及相应的 pH 值等生理环境的不同，使其对药物的吸收速度与吸收能力不尽相同。药物的吸收通常与血流速率、吸收部位的表面积、药物与吸收表面接触时间长短以及药物浓度有关。

胃是消化道中最膨大的部分，成人的胃容量一般为 1～2L。胃液的 pH 值为 0.9～1.5，呈强酸性。因而，大多数酸性药物在胃中主要呈非离子型，易于吸收。但是相对小肠而言，胃的吸收表面积很小（约 $1m^2$），血流速率也小（约 150mL/min），加上药物在胃中停留的时间较短，因此，胃不是药物的主要吸收部位。

小肠是药物的主要吸收部位。人的小肠长约 4m，同时它的黏膜具有环形皱褶，并具有大量的绒毛，绒毛上还具有特殊的微绒毛结构，极大地增加了小肠的吸收面积。使小肠的吸收面积比同样长的简单圆筒面积增加约 600 倍，达 $200m^2$ 左右。小肠除了具有较大的吸收面积外，药物在小肠内停留时间长、血流速率大（1000mL/min）也是小肠吸收的有利条件。

药物在不同肠段的吸收特性也是不同的。通常，糖、氨基酸、脂肪以及大部分药物是在十二指肠和空肠被吸收的。一般而言，药物的通透性与吸收表面积从十二指肠到直肠是逐渐下降的，多数药物在大肠是不吸收的。多数药物往往存在最佳吸收部位，即吸收窗。

药物通过肠上皮细胞的转运有四种可能的转运方式：被动扩散、细胞旁路转运、载体介导转运及胞饮。多数药物主要以被动扩散的方式被吸收，其吸收程度取决于药物的分子量大小、离子化程度以及脂溶性等。而大分子药物则主要经细胞旁路转运或胞饮方式吸收。一些与营养成分相似的药物如氨基酸衍生物、嘧啶碱衍生物和嘌呤碱衍生物等，则是通过相对应的载体介导的主动转运方式被吸收的。例如，β-内酰胺类抗生素是通过肠上皮细胞上的二肽转运载体转运而吸收的，左旋多巴是通过氨基酸载体转运吸收的。同时，肠黏膜细胞上还表达 P-糖蛋白等外排转运载体，能将被吸收的药物再重新外排到肠腔侧，从而降低药物的吸收。

2.影响药物口服吸收的因素

影响药物口服吸收的因素有药物自身性质、药物制剂因素及其他影响胃肠道功能的生理病理因素等。

（1）制剂因素：口服药物制剂的释放及其在胃肠道中的溶解过程会影响药物吸收的速度和程度。如果药物的溶解释放速率大于跨膜转运速率，则药物的跨膜转运速率是吸收的限速因素。例如，新霉素制剂在胃肠道中溶解快，但该药难于透过胃肠道黏膜，因而该药吸收较差。另外，如果药物的溶解释放速率小于其跨膜转运速率，则药物的溶解释放速率是其吸收的限速因素。例如，灰黄霉素固体制剂在胃肠道溶液中很难溶解释放，导致药物的吸收差。

（2）胃肠道功能：延缓胃排空时间，增加一些碱性药物在胃中的溶解时间，因此会促进其进入肠道的吸收；而对某些酸性药物则相反，延缓胃排空可能会导致该药物吸收减慢。食物对不同药物在胃肠道中吸收的影响也不同。食物可延缓利福平、异烟肼、左旋多巴等药物的吸收。同时，食物也能促进硝基呋喃妥因、克拉霉素吸收。肠蠕动对药物吸收也具有双重作用，一方面，适当的肠蠕动可促进固体药物制剂的崩解和溶解；另一方面，肠蠕动加快又使一些溶解度小的药物或有特殊转运机制的药物由于减少了在肠内停留的时间，而导致其吸收不完全。

（3）首过效应：口服给药必须经胃肠道和肝脏后才进入体循环，对于首过效应大的药物，口服给药往往生物利用度很低，或个体差异大，难以获得满意的疗效。对于这类药物最好采取其他给药途径，避免首过效应。

（4）肠上皮的外排机制：肠黏膜细胞上存在 P-糖蛋白等药物外排系统，使得通过其他转运途径已被吸收的药物再重新外排到肠腔侧，从而降低药物的吸收。

（5）疾病：胃肠道疾病及其他影响胃肠道功能的疾病都会影响药物的吸收过程。

（二）药物在口腔黏膜的吸收

口腔黏膜中有丰富的毛细血管。同时口腔黏膜薄，面积大，相对皮肤而言，药物吸收速度快。黏膜下大量毛细血管汇总至颈内静脉，不经过肝脏而直接进入心脏，避免了肝脏的首过代谢。最常见的口服吸收药物如硝酸甘油。口腔黏膜层扁平上皮是药物吸收的主要屏障，不同部位的角化度不同，对药物的通透性也不同，一般为舌下＞颊＞硬腭。

（三）透皮吸收

皮肤一般分为四个层次：角质层、生长皮层、真皮层和皮下脂肪组织。在真皮层存在丰富的毛细血管丛、汗腺、皮脂腺和毛囊等。经皮吸收药物的主要屏障是角质层。一般认为，脂溶性强的药物，由于可以与角质层中脂质相溶，角质层屏障作用小，而分子量大、极性或水溶性的化合物难以通过。但当皮肤角质层受损时，药物的通透性显著增加，如在湿疹、溃疡或烧伤等创面上，药物的通透可增加数倍至数十倍。对于一些局部外用药物可以考虑用皮肤吸收制剂。

（四）肌内注射给药

肌内注射给药也是常用的给药方式之一。水溶性药物肌内注射给药后，吸收迅速，吸收速率取决于注射部位的血流速率。例如，在大腿肌肉中注射胰岛素的降血糖作用强于在臀部或臀部肌肉，这主要是因为运动时肌肉的血流速率增加，从而促进了药物的吸收。如注射剂为油剂或混悬液，则会使吸收延缓。

（五）直肠给药

直肠的血流量较为丰富，药物容易吸收，但直肠的吸收面积不大。直肠给药主要通过痔上、痔中和痔下静脉进入血液循环。由于痔上静脉也要经过肝脏才能到达血液系统，因此直肠给药仍然存在肝脏首过效应的可能性。此外，直肠给药吸收不规则，剂量难以控制。

三、分布

药物通过各种途径被吸收，最终汇入肝门静脉而进入血液循环。之后随血液分布到机体各组织器官，到达药物作用的靶点，这一过程就是药物的分布。决定药物分布的因素包括组织的血流灌注速率、药物与血浆蛋白或组织蛋白的结合能力、生理性屏障的存在等。

（一）组织的血流灌注速率

药物从血液向组织分布的速率受到血流灌注速率和毛细血管通透性的影响。药物首先分布到高血流灌注速率的组织，如肺、肾、肝、脑，然后分布到低血流组织，如脂肪。同时毛细血管的通透性也是重要的决定因素，一般来说，毛细血管的通透性是组织特异性的，肝、肾组织多孔，而脑组织则很致密。此外，分布还受药物经膜扩散能力的影响。脂溶性小分子药物很容易通过组织细胞膜，不会成为药物分布的限制因素，而对于脂溶性较差以及在血浆中主要呈离子形式存在的药物，膜扩散速率也是主要限速因素。

（二）药物与血浆蛋白或组织蛋白的结合能力

药物在血液中会与血浆蛋白结合，因此会以游离型和结合型互相转化的一种平衡状态存在。只有游离的药物才能透过生物膜分布到各组织或靶器官，进而产生药效或被人体处置（代谢或排泄），而结合型药物则由于与游离药物存在动态的平衡而起到对药物的贮存作用。

药物与血浆蛋白的结合大多是可逆的，只有极少数是共价结合，如抗肿瘤药物烷化剂。药物与血浆蛋白结合平衡的建立非常快，通常几个毫秒就可以完成。通常用血浆中结合型药物浓度与总药物浓度的比值表示血浆蛋白结合力大小，即血浆蛋白结合率。血浆蛋白结合率在一定的浓度范围内是常数，但当达到一定浓度以上时，由于药物与蛋白结合位点的饱和作用，会出现血浆蛋白结合率的降低，而导致游离药物浓度剧增。药物与血浆蛋白结合的特异性差，理化性质相近的药物间可产生相互作用。特别是高血浆蛋白结合的药物联合应用时，更容易发生相互作用，使游离药物浓度显著增加，这对于治疗窗窄的药物要注意临床不良反应的发生。例如，磺胺类药物的血浆蛋白结合率高，当与茶碱联用时，使茶碱从蛋白结合部位置换出来，使游离型茶碱浓度增加，有发生中毒的可能性。

有些药物也会与红细胞、磷脂等细胞成分结合，药物进入组织后也会与组织中蛋白结合，这些结合也会起到类似药库的作用，进而影响药物的分布行为，对于药物作用和维持时间长短有十分重要的意义。此外，对于一些高度脂溶性的药物，会迅速进入脂肪组织而造成血药浓度的快速降低，如硫喷妥钠。

（三）生理性屏障（血脑、胎盘、血睾屏障）的存在

药物若要进入脑等人体重要的组织器官，还必须经过特殊的生理性屏障。体内主要生理性屏障包括血脑屏障（BBB）、胎盘屏障和血睾屏障等。药物透过这些屏障的能力多取决于药物的脂溶性、分子量大小和解离度，同时这些屏障上还表达 P-糖蛋白等外排转运载体，能将进入屏障的药物再排出去，进一步增加了这些生理性屏障对人体重要器官的保护作用，同时也增加了药物输送的难度。

血脑屏障指血—脑及血—脑脊液构成的屏障，它限制一些极性大、电荷性高和大分子化合物的通过而保护了外源性异物对脑的损害。脂溶性药物多数是以被动方式透过血脑屏障，其难易程度取决于药物本身脂溶性大小和分子量。一些营养物质如糖、氨基酸、单羧脂肪酸、胆碱、核苷酸等则通过相应的转运载体介导进入脑。同时，血脑屏障上还表达一些外排转运载体，如丙磺舒敏感性阴离子转运系统和 P-糖蛋白等，将药物泵出到脑外。血脑屏障上还表达多种药物代谢酶，如单胺氧化酶、儿茶酚胺-O-甲基转移酶和磺酸基转移酶等，能代谢部分透过血脑屏障的药物，进一步起到防止外源性异物进入的作用。

许多生理病理因素也会影响血脑屏障对药物的通透性。例如，高渗透性溶液（甘露醇等）可显著开放血脑屏障，促进药物进入脑内。某些疾病如脑卒中、惊厥、脑水肿等也会引起血脑屏障对药物通透性的增加。各种原因引起的脑损伤如脑缺血、缺氧，脑外伤等均可不同程度地影响血脑屏障的通透性。炎症及其炎症介质也通过各种机制促进了血脑屏障

的开放。此外，作用于血脑屏障上同一载体的药物联合应用，也会影响相应药物跨血脑屏障的转运。例如，P-糖蛋白抑制剂环孢素就能通过抑制血脑屏障上P-糖蛋白功能，促进多种药物或毒物如柔红霉素、尼莫地平等进入脑内。

胎盘（placenta）是将母体与胎儿血液循环隔开的一种膜性结构，它也可以认为是一个屏障，阻止外源性异物进入胎盘，使胎儿尽可能少地接触母体内的药物或毒物。在妊娠的前三个月，胎盘还没有完全形成，故无屏障可言，因而药物是非常容易进入胎儿的。一般认为非极性的药物容易透过胎盘进入胎儿，而极性药物则较难。胎盘中也存在部分药物代谢酶，可以代谢部分进入胎盘的药物，同时也有一些药物会在胎盘中代谢成毒性产物。

四、代谢

药物代谢，也称为生物转化，是药物从体内消除的主要方式之一。多数药物经代谢作用后能增加药物的水溶性从而更有利于药物的排泄。

（一）药物代谢反应的类型

药物在体内的代谢通常有两个步骤：第一步称为Ⅰ相代谢反应，主要是氧化、还原和水解反应；第二步称为Ⅱ相代谢反应，主要是与一些内源性物质（如葡萄糖醛酸、甘氨酸、硫酸等）结合或形成甲基化、乙酰化的代谢产物。

Ⅰ相代谢反应主要有氧化、还原和水解三种类型。催化Ⅰ相反应的酶主要为肝微粒体中的细胞色素P450酶，因此肝脏是药物发生Ⅰ相代谢反应的主要部位。Ⅰ相代谢反应常常是药物从体内代谢消除的限速步骤，可以影响药物的很多药动学特性，如药物的半衰期、清除率和生物利用度等。

P450酶存在明显的种族、年龄和性别的差异，且其许多成员表现明显的遗传多态性，这些因素都会影响到肝药酶的含量和活性，进而影响药物在人体内的代谢而影响药效或增加毒性。同时，P450酶的一个重要的特性是可以被诱导或抑制，这也能导致药物代谢相互作用的发生，可能会影响临床疗效的正常发挥，应引起临床的重视，本书后面的章节中会有更详细的论述。

Ⅱ相代谢反应通常为结合反应，多使药物转化为无活性的代谢物。一般认为药物的结合反应是药物重要的解毒途径之一。药物的结合反应包括葡萄糖醛酸结合，硫酸化、乙酰化、甲基化、谷胱甘肽结合、氨基酸结合及缩合反应等。其中以葡萄糖醛酸结合、硫酸化、乙酰化、甲基化反应较为常见。

（二）药物代谢的部位

肝脏是最重要的药物代谢器官，它富含药物 I 相代谢和 II 相代谢所需的各种酶，因此大多数药物进入体内后主要在肝脏进行生物转化。肝脏中参与药物代谢的 I 相代谢酶包括细胞色素 P450 酶（CYP450）、环氧化物水合酶、水解酶、黄素单加氧酶（FMO）、醇脱氢酶、醛脱氢酶等，II 相代谢酶包括葡萄糖醛酸转移酶、谷胱甘肽转移酶、硫酸转移酶、乙酰转移酶（NAT）、甲基转移酶等。其中最重要的就是 CYP450 酶。

人体中已经鉴别出至少 12 种 CYP450 酶系家族。其中代谢活性最强的三种为 CYP1、CYP2 和 CYP3。每一种酶系又分为 ABCDE 五个亚家族，每个亚家族中具体的单一的酶用阿拉伯数字来表示，如 CYP3A4、CYP2D6 等均表示单个的酶。CYP450 酶系是一个多功能的酶系，可以催化氧化、还原等 60 种以上的代谢反应，一种药物能被 CYP450 酶代谢成几种结构不同的代谢物。CYP450 酶对底物的结构特异性不强，多种不同类型化学结构的底物都能被 CYP450 酶代谢。

CYP450 酶系存在有明显的种族、性别和年龄的差异，这种差异包括酶的表达量和活性方面的差异。此外，CYP450 酶具有多态性，快代谢型、慢代谢型的患者对底物药物的代谢速率具有较大的差异。这都可能造成患者用药后的个体化差异。

CYP450 酶还具有可抑制性和可诱导性。许多外源性的化学异物（包括药物）都可以选择性地抑制某些 CYP450 酶，降低酶的活性而降低相应酶底物药物的代谢速率。这提示我们在临床药物联用时，需要关注同时给予的药物是否会竞争性抑制某种 CYP450 酶，而产生竞争性抑制，降低 CPY450 酶对药物的代谢速率而造成药物在体内血药浓度过高产生不良反应。同时，也有一些化学异物（包括药物）能对某些 CYP450 酶产生诱导作用，增加酶的表达量和活性。例如，苯巴比妥就可以诱导肝 CYP450 酶表达和活性的增加，一方面加速其自身的代谢，使其镇静、催眠作用减弱；另一方面也会加速同时服药的其他药物的体内代谢，从而降低药效。

研究还发现 CYP450 酶系也参与了人体重要内源性物质及化学致癌物的代谢过程，在多种生理病理过程中起着重要作用。例如，CYP1A1 可以催化多环芳烃化合物的氧化代谢，参与机体对多种致癌物活化过程，CYP1A1 水平是反映化学致癌作用的有效指征；CYP1B1 参与了多种雌二醇等甾体激素的体内代谢，影响人体激素的水平和功能；CYP2E1 在食管黏膜的表达可以活化亚硝胺，研究表明该酶的活性可能与食管癌的发生有关。

除了肝脏，药物代谢酶也广泛存在于多种肝外组织，如肠道、肾脏、肺、脑等。这些组织中的代谢酶参与了许多内源性物质（如激素、脂肪酸、生物胺等）及外源性物质（如药物、化学致癌物等）的体内代谢，并在多种生理及病理过程中起着重要的作用，也对某些药物的体内处置起到重要作用。例如，维生素 D_3 的 1 位羟基化就只在肾脏中进行。特别值得临床药师注意的是，在肝移植或肝功能障碍的情况下，药物的肝代谢受阻会使肝外代谢作用代偿性增加。

肠道是药物吸收的重要途径，同时人体肠道黏膜也表达多种药物代谢酶。某些药物在经由肠道吸收时，也会部分地被肠道上的药物代谢酶所代谢，导致药物的生物利用度降低。

肾脏中的药物代谢酶主要分布于肾皮质和肾髓质中。其中的 I 相代谢酶主要有 CYP450 酶、脱氢酶及各种单加氧酶等，但其含量和活性均低于肝脏。II 相代谢酶主要有葡萄糖醛酸转移酶、硫酸转移酶、谷胱甘肽-S-转移酶、N-乙酰化酶和氨基酸结合酶等。药物在肾脏中的 I 相代谢处于次要地位，主要以 II 相代谢为主，如地昔帕明、吗啡等均可在肾脏中形成 II 相代谢物。除了甲基化的代谢产物外，大多数结合反应会产生极性更强的代谢物而加速药物从肾脏的排泄。更值得关注的是，肾功能的改变将会直接影响到药物经肾脏的代谢和排泄，因此对于肾功能障碍的患者，在临床用药时应格外谨慎，应制定相应的剂量调整方案。

肺中也含有许多药物代谢酶，如 CYP450 酶、水解酶、结合酶、单胺氧化酶、黄素单加氧酶等。其中，肺 CYP450 酶对吸入的环境化学异物、化学致癌物和肺毒素的代谢解毒方面发挥了重要的作用。在肺中表达的 P450 酶包括 CYP1A、CYP2A、CYP2B、CYP2E、

CYP2F 和 CYP4B。此外,肺中也存在一些 II 相代谢酶如尿苷二磷酸葡萄糖醛酸转移酶(UGT)和硫酸转移酶。但是,由于肺中所含的药物代谢酶的含量和活性较低,因此药物在肺中的代谢是有限的,目前已知只有少数药物如茶碱会在肺中代谢。

脑中也存在一些重要的 I 相和 II 相代谢酶,其中的 I 相代谢酶主要有 CYP450 酶、FMO、单胺氧化酶 MAO 和酮还原酶;II 相代谢酶主要有葡萄糖醛酸转移酶、硫酸转移酶和甲基转移酶。脑中药物代谢酶的含量和活性较低,并且由于血脑屏障的存在,使得许多药物难以进入脑中,因此脑在体内药物的代谢中的作用是有限的,脑中的药物代谢酶更多的是参与一些内源性物质如神经递质的代谢。但是脑中 FMO 能迅速地将神经兴奋性药物丙米嗪代谢为其 N-氧化物,使其在靶组织发挥局部的药理作用。通常代谢反应常会增加药物的水溶性,以利于药物从体内的清除。但是由于血脑屏障的存在,水溶性代谢物的形成将导致代谢物在脑中不易被消除。

除了上述的组织和器官外,血浆、胎盘、皮肤、眼和脾脏中也存在一些药物代谢酶,但目前对于药物在这些组织和器官中的代谢了解甚少。

（三）药物代谢与药理效应的关系

药物经生物转化后,其代谢物药理活性变化较为复杂。多数药物的代谢物的活性降低或完全失活。例如,去甲肾上腺素和氯霉素在体内代谢后失活;维拉帕米的 N-去甲基代谢物的活性仅为母药的 20%。也有药物在体内可以形成活性代谢物。例如,普鲁卡因胺在体内被代谢为乙酰普鲁卡因胺,两者具有相同的抗心律失常活性,只是两者的药动学行为不同;伊立替康在体内形成抗肿瘤药效更强的 SN-38。有些药物在体内经代谢转化后形成毒性代谢物。例如,对乙酰氨基酚在体内可以形成具有肝毒性的中间代谢产物。

有些药物本身没有药理活性,必须经体内代谢激活才能发挥药理作用,这种药物称为前药(prodrug)。前药的应用,可以优化药物的体内输送。例如,将口服难吸收的药物制成前药,进入体内后再经生物转化后而发挥药效。有时前药也可以提高药物作用的选择性,降低不良反应发生率。例如,抗帕金森病药左旋多巴,在进入中枢神经系统后代谢为多巴胺而发挥治疗作用,并可减少外周不良反应的发生。

五、排泄

药物或其代谢物排出体外的过程称为排泄，主要途径为肾脏排泄和胆汁排泄，其他组织器官如肺、皮肤也参与某些物质的排泄。药物可以原形或代谢物的形式被排泄。

（一）肾排泄

肾脏是药物及其代谢物排泄的主要器官，肾脏排泄药物及其代谢物涉及三个过程，即肾小球的滤过、肾小管的分泌和肾小管的重吸收。

多数药物以膜孔扩散的方式经肾小球滤过。只有游离药物才能被滤过，滤液中药物浓度与血浆中游离药物浓度相等。

一些有机酸化合物如丙磺舒、内酰胺类药物或有机碱化合物如四乙胺，除肾小球滤过外，还存在肾小管主动分泌过程。主动分泌过程往往因药物竞争同一载体而发生相互作用，如青霉素联用丙磺舒的治疗方案，就是利用两者竞争同一载体，延缓了青霉素的肾排泄而延长其疗效。

某些药物到达肾小管后，会被肾小管重吸收，肾小管的重吸收包括主动重吸收和被动重吸收两种类型。主动重吸收主要发生在肾近曲小管，以吸收营养成分为主，如糖、氨基酸、维生素和电解质。被动重吸收主要是以被动扩散的方式吸收外源性异物，其吸收程度取决于药物的脂溶性和解离度。碱化尿液和酸化尿液会影响药物的重吸收。

（二）胆汁排泄

胆汁排泄也是一个重要的药物排泄系统。在肝脏的肝细胞间隙贯穿许多毛细胆管，最后汇集成胆总管入胆囊。胆汁排泄是水溶性代谢产物的主要排泄途径之一，且胆汁排泄往往是主动过程。目前已发现了三个转运系统即有机酸转运系统、有机碱转运系统和中性有机物转运系统。肝脏中也存在 P-糖蛋白等外排转运系统，促进药物排泄进入胆管。

某些药物经胆汁排泄至十二指肠后，会被重吸收进入血液循环，称为肝肠循环（enterohepatic circulation）。也有一些结合型代谢物经胆汁排泄到肠道后，在肠道菌的作用下，水解释放出原形药物，也会出现肝肠循环现象。由于肝肠循环的存在，可能导致药物血药浓度的双峰或多峰现象。肝肠循环能使一些药物在体内的停留时间延长。影响肠道菌群的功能，可能影响肝肠循环而影响药物在体内的驻留。

（三）粪排泄

粪便中的药物主要来源于口服给药未吸收的部分、胆汁排泄进入肠道的药物以及少量药物自肠道排泄的部分。肠道也是许多药物及其代谢产物的主要排泄途径之一。药物自肠道排泄的机制有被动过程，也有主动过程。具有肠道排泄的药物如地高辛、红霉素、奎宁等。肠上皮细胞上存在 P-糖蛋白等外排转运系统，会促使相应的底物药物从肠道排泄。

（四）其他排泄途径

药物也可从乳汁、唾液或泪液排泄，但这些途径的排泄量很少。某些药物在唾液中的浓度可与血浆中游离药物浓度相当，在这种情况下，可监测唾液中药物浓度来代替血浆游离药物浓度的监测。由于乳汁的 pH 值呈酸性，碱性药物由乳汁中排泄。某些非电解质化合物如乙醇、尿素等也可快速进入乳汁，其在乳汁中的浓度与血浆中药物浓度相当。

药物还可从皮肤或毛发中排泄，但其排泄量更少。药物的这种排泄对于某些有毒物质的检测是很有意义的。例如，重金属中毒时，可以检测毛发中微量的汞和砷，非常便利。

六、常用药动学参数的临床意义与应用

药物代谢动力学研究的主要目标就是借助数学的模型和方法来阐明药物在体内动态变化的规律性。根据血药浓度和时间的数据，建立一定的数学模型，求得相应的药动学参数，通过这些参数来描述药物的体内过程。房室模型理论从速度论的角度出发，将机体视为一个系统，并将该系统按动力学特性划分为若干个房室，称之为房室模型。其中，房室的划分主要依据药物在体内各组织器官的转运速率，人为地把药物转运速率相同或相似的组织器官划分为一个房室。因此，所谓的房室只是为了简化数学模型而设定的一个抽象的概念，并不具有解剖学意义。

药动学参数反映了药物在体内动态变化的规律，是临床制定合理给药方案的主要依据之一。下面简单介绍几种常用药动学参数的意义和临床应用。

（一）清除率

清除率（CL）是最重要的药动学参数之一，其定义是单位时间内有多少体积的血液中

的药物被完全的清除掉。其单位是升每小时（L/h）或者毫升每分钟（mL/min）。

在临床应用中，如果已知某药物的清除率（CL），当在治疗中需要达到某已知的稳态浓度（C_{ss}）时，可以根据公式：$MD=C_{ss}×CL$ 计算临床治疗方案中的维持剂量（MD），这是清除率最重要的应用之一。

稳态血药浓度的确定通常来自相同的患者群体的以往研究数据，即在最低有效血药浓度和最高的安全剂量之间，也就是我们通常所说的治疗窗。通常，在临床治疗中，会选择治疗窗的浓度来计算某种患者群体的初始治疗剂量，再根据患者的反应来调整个体化治疗方案。

肝脏是主要的药物代谢器官，肾脏是主要的药物排泄器官。前已述及，大多数药物均可经肝细胞微粒体的 CYP450 家族所代谢，不同的药物可能由 CYP450 的不同的酶亚型所代谢。由于病理生理和遗传背景不同，患者个体代谢酶的量和活性差异很大，将会导致该药物清除率的变异很大，进而导致在相同给药剂量时稳态血药浓度的个体间差异。此外，如果同时服用的两种药物都是某一种酶亚型的底物，则很可能会由于竞争性抑制而导致药物的清除率显著降低，进而导致可能的不良反应。

肝、肾等药物消除器官的清除率是由该器官的血流量和器官清除药物的能力所决定的。正常成年人的肝血流量（LBF）和肾血流量（RBF）通常在 $1\sim1.5L/min$。器官清除药物的能力通常用提取率（extraction ratio，ER）来表示，提取率是指药物被器官清除掉的百分数，其计算公式为：$ER=（C_{in}-C_{out}）/C_{in}$，其中，$C_{in}$ 为进入该器官的药物浓度，C_{out} 为流出该器官的药物浓度。药物的器官清除率为该器官的血流量和提取率的乘积。因此，肝清除率（hepatic clearance，CL_H）的计算公式为：$CL_H=LBF×ER_H$，肾清除率（CL_R）的计算公式为：$CL_R=RBF×ER_R$。

药物的总清除率等于消除该药物的各个器官清除率之和。如果某药物部分经过肝脏代谢后排出体外，其余以原形由肾脏排泄，则该药物的总清除率就是肝清除率和肾清除率之和：$CL=CL_H+CL_R$。

（二）表观分布容积

表观分布容积（V）是指药物在体内达到动态平衡后，体内药量与血药浓度的比值。它是一个假设的体积，并不具有生理学意义，主要是建立了血药浓度和体内药量之间的比例关系。表观分布容积的单位是升（L）或者毫升（mL）。

给药后，药物在组织和血浆中分布达到平衡态后，血药浓度（C）可以根据公式 $C=A_B/V$ 来计算。其中，A_B 是体内药物的量，V 是表观分布容积。

一般人体的细胞外液为 12L（其中血浆为 3L），细胞内液 28L，总共体液为 40L 左右。我们可以通过比较药物的表观分布容积和体液的分布，粗略地推测药物在体内的大致分布。如果药物的表观分布容积较小，则该药主要分布于血液中，如华法林的表观分布容积为 5～7L。如果药物的表观分布容积为 10～20L，则该药可能主要分布于血浆和细胞外液，这类药物往往不易透过细胞膜而进入细胞，如溴化物和碘化物。如果药物的表观分布容积约 40L 左右，则该药可能在体内广泛分布于血浆、细胞外液和细胞内液，如安替比林。如果药物的表观分布容积很大，远远大于人体体液的总容积，则该药可能在体内有特异性的组织蓄积或者与体内组织蛋白高度结合，如地高辛的表观分布容积约为 500L，硫喷妥钠由于较高的脂溶性而大量蓄积于人体的脂肪组织等。

在临床上，表观分布容积最重要的应用是用于计算负荷剂量（LD）。如果已知某药物的表观分布容积（V），当在治疗中需要达到某已知的稳态浓度（C_{ss}）时，可以根据公式 $LD=C_{ss}\times V$ 计算临床治疗方案中的负荷剂量。

通常，某患者的表观分布容积也无法预先知晓，因此常选择相同患者群体的表观分布容积的均值来计算给药的负荷剂量。

（三）消除速率常数和半衰期

对于具有线性药动学性质的药物，给药后，药物的血药浓度随时间呈曲线型下降。当将血药浓度—时间数据用半对数图表示时，药时曲线的最末端最终会呈一直线型下降，这段曲线称消除相。消除相血药浓度下降一半的时间是一常数，即半衰期（half-life，$t_{1/2}$），其单位是时间（小时，分钟等）。半衰期描述了患者服药后血药浓度下降的速度。

另一个描述血药浓度下降速度的参数是消除速率常数（elimination rate constant，k_e）。消除速率常数可以通过血药浓度—时间曲线的半对数图中消除相的斜率来求得：$k_e/2.303=$（$\log C_1 - \log C_2$）$/$（$t_1 - t_2$）。k_e 的单位是时间$^{-1}$（小时$^{-1}$，分钟$^{-1}$等）。

半衰期和消除速率常数之间具有下面的关系：$t_{1/2}=0.693/k_e$，可以根据这个公式进行两个参数之间的计算。

半衰期在实际应用中的重要性在于当连续多次给药时，它决定了药物达到稳态的时间，并且可以根据半衰期来计算给药间隔。举一个简单的例子，某药物静脉注射给药，给药间隔为一个半衰期。假设第 1 次给药后血药浓度的最高值为 100，则第 2 次给药后血药浓度的最高值为 150，第 3 次给药后血药浓度的最高值为 175，第 5 次给药后血药浓度的最高值为 194，达稳态后的血药浓度最高值为 200。可见，当连续 3～5 次给药后，血药浓度已经能达到稳态的 87.5%～97%。如果在误差允许的情况下，我们通常认为药物在连续给药达 3～5 个半衰期后，能达到稳态。如果改变给药剂量或者给药间隔，只是改变达稳态过程曲线的波动范围和频率，并不影响药物达稳态的时间。如果要监测患者服药后的稳态血药浓度，通常也是选择 3～5 个半衰期后的时间点采样。

半衰期和消除速率常数可以由清除率和表观分布容积求得，其计算公式如下：

$$k_e=CL/V$$

由上面的公式可知，半衰期和消除速率常数会随清除率和表观分布容积的变化而变化。

（四）线性药动学与非线性药动学

在连续静脉输注给药时，随着输注的进行血药浓度会增加，当药物输注速率等于药物在体内消除的速率时，血药浓度不再变化。同样，当以相同的给药间隔口服给药时，在每个给药间隔，血药浓度会以一个固定的模式变化，即给药后血药浓度增加，吸收完成后血药浓度降低。当每个给药间隔内的给药量与药物在体内消除的药量相等时，也达到一个稳态，血药浓度会在一个范围内波动。稳态（steady state）在临床上非常重要，因为稳态血药浓度通常会被用于评价患者给药后的反应及设计新的给药方案。

如果稳态血药浓度随给药剂量的增加而线性增加，则说该药物具有线性药代动力学的性质。例如，对于具有线性药动学特征的某药物来说，患者服用该药 200mg/d，其稳态血药浓度为 0.5μg/mL，而当该患者服用该药 400mg/d，该药的稳态血药浓度应线性增加为 1μg/mL。虽然大多数药物是服从线性药动学特征的，但也有药物的稳态血药浓度不随剂量的增加而线性增加，我们称之为非线性药动学。如果稳态血药浓度随剂量呈超比例增加，即图中出现向上偏斜的曲线，通常称饱和药动学。这最可能的原因是药物的清除途径出现了饱和，如药物的主要代谢酶的代谢能力饱和，导致机体对药物的清除率降低而使血药浓度出现超比例的增加。比如，临床常用的抗癫痫药物苯妥英就属于这一类的药物。当稳态血药浓度随剂量的增加呈低比例增加时，即图中向下偏斜的曲线，可能的原因有两种，一种是随着药物剂量的增加，血药浓度的增加导致药物的血浆蛋白结合位点出现了饱和，游离药物浓度的增加进而加速了药物代谢酶对药物的清除速率；另一种是由于药物自身能诱导代谢酶的上调，进而导致机体对该药物清除速率的增加。具有非线性药代动力学性质的药物更容易导致临床应用中出现较大的个体化差异。

对于临床药师来说，重要的不是判断药物是否具有线性或者非线性药动学的特征，这是在药物开发阶段需要关注的问题。对临床药师重要的是根据不同药物的性质来进行临床给药方案的制定及剂量调整。具有线性药动学特征的药物其临床给药方案的制定和调整更为简单。举例来说，某患者服用普鲁卡因胺治疗 500mg/8h 来治疗心律失常，不见效果。测得药物的谷浓度（服用下一次剂量前的血药浓度）为 4pg/mL。若要提高剂量使血药浓度提高到 5μg/mL，则可以根据给药剂量和稳态血药浓度之间的线性关系很简便地求得调整后的给药剂量为 625mg/8h。而对于非线性药动学的药物，则需要更复杂的模型进行计算。

第三节　临床药效学基本原理

一、临床用药的效应

（一）治疗效果

1.对因治疗

消除原致病因子，彻底治愈患者疾病，称为对因治疗。例如，用抗生素杀灭体内致病菌，或者使用铁剂治疗缺铁性贫血等。

2.对症治疗

用药目的在于消除或改善疾病的症状，也叫治标。对症治疗不能根除患者的病因，但对病因未明或者暂时无法根治的疾病却是必不可少的。例如，患支气管炎时服用的止咳药、下肢水肿时服用利尿药、发烧时服用退烧药等都属于对症治疗。

3.替代治疗

用药目的是补充人体内正常物质的不足，也称补充治疗。例如，用糖皮质激素治疗脑垂体前叶功能减退及肾上腺次全切除后患者。

（二）药物的不良反应

药物在达到治疗疾病目的的同时，也会产生对机体不利的影响，特别是给药剂量过大时，可能会引起药物的毒副作用，甚至导致患者的死亡。WHO 对药物不良反应（ADR）的定义为：在预防、诊断、治疗疾病或调节生理机能过程中，给予正常剂量的药物时出现的任何有害的和与用药目的无关的反应。多数不良反应是药物固有的效应，在一般情况下是可以预知的，但不一定是能够避免的。少数较严重的不良反应较难恢复，称为药源性疾病，例如，庆大霉素引起的神经性耳聋，肼屈嗪引起的红斑狼疮等。

1.副作用

药物在治疗剂量下产生的与治疗目的无关的效应。

2.毒性反应

药物剂量过大或药物在体内蓄积过多发生的严重危害性反应，包括急性毒性、慢性毒性和特殊毒性如致癌、致崎、致突变等。

3.变态反应

也称过敏反应，即药物产生的病理性免疫反应。

4.后遗效应

停药后血药浓度已降至阈浓度以下时残存的药理效应。

5.停药反应

突然停药后原有的疾病加剧的现象，也称反跳。

6.特异质反应

少数特异体质患者对某些药物产生的特殊反应。

二、药物的剂量和效应关系

（一）量效关系和量效曲线

在一定的药物剂量或浓度范围内，多数药物的作用强度随药物剂量或浓度增减而增减，这就是药物剂量—效应关系。以药物的剂量（或者对数剂量）为横坐标，以药物效应（实际数值或百分率）为纵坐标作图，即得药物的量效曲线图。

从量反应的量效曲线可提供以下四种信息。

1.最小有效剂量或者最小有效浓度

指能够引起药物效应的最小药物剂量或最小药物浓度，也称为阈剂量或阈浓度。

2.最大作用强度

药物的效应随给药剂量的增加而增加，但剂量增加到一定程度后，药物效应随剂量的增加不再继续增加，这一药理效应的极限称为最大作用强度。在量效曲线上，药物效应所达到的最大高度，即为药物作用的最大作用强度。

3.效价强度

指药物能够产生一定强度的效应（一般采用50%效应量，即 ED）时所需要的药物剂量。

在量效曲线图上，为曲线上该效应点所对应的横坐标，横坐标位置距离原点越近（剂量越小）者效价强度越大。

4.曲线的斜率

量效曲线的斜率大，表示剂量增加时效应强度增加的幅度大；相反，曲线的斜率小，则表示剂量变化时药物效应变化的幅度小。大多数药物的量效曲线上不同节段的斜率不同，通常，S形曲线中间段的斜率最大，这一节段上半数有效量、半数致死量等剂量数值对临床用药具有重要意义。

必须指出，治疗疾病时只要求药物发挥治疗所需的效应强度。如果药物作用太强反而可能产生对机体不利的影响（例如，利尿剂超量使用时导致脱水）。通常多以半数有效剂量为参考来选择初始给药剂量，再根据患者的反应来决定最终的给药剂量。药物剂量过大还会产生毒性，甚至导致患者死亡。以毒性作用或致死作用作为效应指标画出的量效曲线，可观察和计算半数中毒量（TD_{50}）和半数致死量（LD_{50}）。

（二）时效关系与时效曲线

给药后，随着时间的推移，药物作用存在一定的动态变化过程。一次给药后，相隔不同时间测定药物效应，以时间为横坐标，药物效应强度为纵坐标作图，即得到时效曲线。

如果在治疗有效的效应强度处以及在出现毒性反应的效应强度处分别作一条与横坐标平行的横线（可称为有效效应线和中毒效应线），则在时效曲线上可以得到下列信息。

1.起效时间

指时效曲线与有效效应线首次相交点的时间，代表药物产生疗效的潜伏期。这一信息对于急症患者的用药非常重要。

2.最大效应时间

即药物作用达到最大值的时间。例如，在应用降血糖药时，可以根据这一参数设定临床药效监测的时间，以防止出现低血糖症状。

3.药物效应的维持时间

指从起效时间开始，到时效曲线下降至第二次与有效效应线相交的时间。连续用药时这一参数有助于确定给药的时间相隔。

4.效应残留时间

指曲线从降到有效效应线以下到作用完全消失之间的时间。如在此段时间内第二次给药，则还应考虑前次用药的残留效应的影响。

上述各项信息可以作为制定临床给药方案的参考。同时也应结合药物的药动学特性来综合判断。

（三）药物的安全性

药物 LD_{50}/ED_{50} 之比值称为该药的治疗指数（TI）。通常以 TI 的大小来衡量药物的安全性。但考虑到表示治疗作用的量效曲线和表达毒性作用的量效曲线两者的位置关系，TI 数值较大并不一定说明其安全性较大，还必须考虑 LD_1（或 LD_5）和 ED_{99}（或 ED_{95}）之间的距离来综合考虑，做出综合评价，其中 LD_1/ED_{95} 被称为安全指数。

三、药效作用的影响因素

（一）药物剂型、剂量和给药途径

药物可以制备成多种药物剂型，如供口服的片剂、混悬剂、散剂、颗粒剂、胶囊剂等，可供注射用的如水剂、乳剂和脂质体等制剂。同一种药物的不同剂型，在药物吸收和分布等方面可能存在明显的不同，一般来说，皮下或肌内注射制剂较口服制剂吸收快，混悬剂较胶囊和片剂吸收快。通常情况下，吸收快的药物剂型的血药浓度达峰快，且峰值高，但单位时间内消除也较多，所以维持时间相对较短；吸收慢的剂型，维持时间长，但血药浓度达峰慢、峰值低，可能难以达到药效浓度。可见，不同剂型可能影响药物起效时间、作用强度和维持时间等诸多方面，在临床应用中应根据具体情况进行合理的选择。

一次给药时，药物作用的量效关系相对简单，但连续给药时，还需考虑两次给药的间隔时间。通常，在一定时间内给药总剂量不变的情况下，两次给药间隔时间越长则每次给药剂量越大，且血药浓度的波动也较大，这时就必须注意峰浓度是否可能超过最低中毒浓度，谷浓度是否可能低于最低有效浓度等问题。为了减小血药浓度的波动，可以缩短给药间隔时间，这时必须适当减少每次用药量，以免蓄积中毒。静脉输注给药时血药浓度的波动最小，但输入药液的浓度和输入速度必须经计算后予以控制。安全性较大的药物，在首剂时可给以适当的"负荷剂量"，以缩短达到稳态血药浓度的时间。

另外，不同的给药途径可能产生不同的药效作用。例如，硫酸镁口服时可以发挥利胆和导泻的作用，而静脉滴注时可以起镇静、解痉和降压的作用。

（二）机体因素

1.年龄

机体在生长发育以及衰老过程中，各器官的功能发生一系列的改变，如水分所占人体比重随年龄的增加而减少，脂肪组织占人体比重却随年龄的增加而增加；另外，机体的肝脏和肾脏功能也随年龄增加发生不同程度的改变。所以在不同的年龄阶段，机体对药物的处置能力可能存在不同，从而影响药物的作用，特别是老年人和儿童。

（1）老年人：老年人主要脏器功能的减退，如肾脏、肝和神经系统功能减退，导致肝脏的代谢功能和肾脏的滤过和肾小管的分泌功能减弱。因此使用相同剂量的药物时，老年人的血药浓度要比青年人高，半衰期延长。另外，老年人的各脏器生理功能改变可能导致机体对药物的敏感性发生改变，如老年人对中枢神经抑制药物的反应增强。但也有例外，如老年人的β-肾上腺素受体的密度和亲和力降低，导致老年人对β-受体激动剂的敏感性弱于青年人。此外，老年人体内的水分比例低而脂肪组织比例高，水溶性药物分布容积减少，可能产生较高的血药浓度，如庆大霉素、地高辛、茶碱和西咪替丁等。而对脂溶性药物，分布容积增大，可能导致如利多卡因、地西泮等脂溶性药物的半衰期延长。所以，对老年人用药需要根据不同药物的特点和患者的具体情况进行具体分析，慎重选择药物和决定用药剂量。

（2）婴幼儿和儿童：儿童，特别是婴幼儿，处在生长发育阶段，多种器官功能存在着年龄依赖性的变化，在解剖、生理、病理等方面都与成人不同。例如，小儿的血浆蛋白结合药物的能力较低，血中游离药物浓度较成人高，故在血药浓度相同的情况下，药物对小儿的药效作用较成人强。年龄小时血脑屏障功能不完善，药物容易进入中枢神经系统。例如，儿童对可卡因特别敏感，易引起中毒。儿童的肝功能尚未完全成熟，某些药物代谢酶活性不足，肾血流量、肾小球滤过率和肾小管分泌功能较小，因而代谢和清除药物的能力较弱，更易导致药物作用过强或产生中毒反应。例如，新生儿用氯霉素后因不能形成葡萄糖醛酸结合物而排泄导致"灰婴综合征"，氨基糖苷类抗生素也容易发生中毒。小儿体液占体重的比例较成人大，对影响水—电解质代谢和酸碱平衡的药物也更为敏感。另外，儿童对某些药物，如强心苷，却又较成人耐受性更强。婴幼儿和儿童用药反应与成人存在明显差异，既有量的差异，也有本质的区别。所以，儿童用药不能按成人剂量简单地按体重或体表面积进行比例计算。

2.性别

一般女性的体重较男性轻，体表面积较男性小，在相同药物剂量下，药物的作用强度可能较男性强。女性体内脂肪所占比例较男性多，脂溶性药物的分布也会有所不同。例如，利多卡因在女性体内半衰期长，血药浓度高于男性，而普萘洛尔则在女性体内的血浆浓度低于男性。另外有文献报道，在女性体内 CYP3A 酶活性比男性高约 20%，与同龄男性相比，对维拉帕米的清除速率快 50%。另外，女性有妊娠、分娩、哺乳等特殊问题，尚存在一些特殊的用药注意事项。

3.营养状况和生活习惯

一方面，营养不良导致机体的同化作用减弱，体重和体表面积减小，在同等剂量下，营养不良者的血药浓度可能较高，因而可能产生更强的药物作用。另一方面，营养不良导致机体的脂肪组织减少，血浆蛋白含量降低，进而影响脂溶性药物的分布以及导致高血浆蛋白结合的药物在血液中游离药物浓度增高。另外，严重的营养不良不同程度地影响机体的免疫反应、应激反应和改变机体的代偿功能，从而影响药物的作用。此外，个人的生活习惯也会影响药物的作用，如长期抽烟和酗酒可以诱导药物代谢酶的活性增加，加速某些药物的代谢，进而使药物的半衰期减少，作用时间减短。

4.遗传因素和种族差异

遗传信息决定了药物药效和药物代谢相关的大分子物质的表型，包括药物作用的受体、药物转运蛋白以及药物代谢酶等，个体间和种族间的遗传信息的差异也导致药物代谢和药物效应的差异。这种基因的变异导致药物体内代谢和机体对药物反应性的差异。例如，参与药物 II 相代谢的 N-乙酰基转移酶（NAT），人体内具有 NAT1 和 NAT2 两种亚型，NAT 活性在人群中呈多态性分布，人群按 NAT 活性的差异被分为快代谢者、慢代谢者和中间人群。异烟肼、普鲁卡因胺等多种药物在体内经乙酰化代谢，NAT 遗传多态性可以通过影响这些药物的代谢而影响药物的血药浓度，从而影响疗效和毒性。药物的作用还存在种族的差异，不同的种族在遗传背景和生活习惯等方面存在很大差异，也可能导致不同种族间的药物代谢酶和药物反应性的差异。例如，在非小细胞肺癌患者（NSCLC）中，表皮生长因子受体（EGFR）基因突变存在明显的种族差异，在东亚人群和其他种族中 EGFR 突变率分别为 30% 和 8%，因为 EGFR 激酶抑制剂对存在 EGFR 敏感突变的 NSCLC 患者敏感，所以 EGFR 抑制剂吉非替尼（gefitinib）在东亚人种中获得较好的治疗效果，而在其他地区的患者受益较低。

（三）疾病状态

药物的治疗效果也受疾病状态的影响。疾病状态可以通过改变药物代谢动力学和直接影响药物的作用，而影响药物的效应。肝脏功能损伤时，药物代谢酶数量和活性降低，使药物在体内的代谢过程改变，增加药物的强度和副作用，容易导致药物中毒。同时肝细胞合成的血清白蛋白减少，使血浆中游离药物增多，进而使药物在体内的分布、代谢以及排泄发生改变。此外，肝硬化患者，由于侧支循环的建立，使药物绕过肝脏而不被代谢，从而减慢药物的代谢过程。另外，需要经过肝脏代谢后发挥药效的前药，如可的松，会因肝功能受损代谢功能减弱而难以发挥药物的药理作用，应引起关注。肾功能受损时，肾小球有效滤过率降低，肾小管重吸收和分泌减弱，会影响主要经肾脏消除的药物，导致这些药物在体内蓄积。

此外，疾病状态也会影响机体靶器官（或靶细胞）对药物的反应性。例如，充血性心力衰竭伴低钾血症时，低血钾使地高辛和 Na^+-K^+-ATP 酶持续性结合，增加地高辛的抑制作用，使地高辛即使在治疗剂量下，也可能会引起中毒。在这种情况下，使用更低剂量的地高辛便可以达到治疗目的。相反，甲状腺功能亢进则会减弱地高辛和 Na^+-K^+-ATP 酶持续性结合的能力，导致药效作用降低。

（四）心理因素—安慰剂效应

安慰剂是指不含任何药理成分的物质制成外形与药物相似的制剂或剂型，在疾病治疗中具有一定的作用，但具体机制尚不清楚。患者对施治者的信任以及自身的乐观态度，一般会收到良好的治疗效果，但患者的情绪不稳定和对医务人员的不信任，可能会导致治疗效果明显降低。所以在进行药物试验时，采用对受试者和医生双盲使用安慰剂，避免心理因素对药效作用的影响，做出对药物作用效果的客观评价。

（五）长期给药引起机体对药物反应性改变

长期反复用药可引起机体对药物反应发生变化，主要表现为耐受性、耐药性和依赖性等。由于药物诱导药物代谢酶而加速药物的灭活和消除，也可能通过受体的下调而减弱药物的反应。耐受性指机体在连续多次给药后反应性减低，需要增加给药剂量才能达到原来的药效作用，且停药后耐受性可消失，当再次连续给药后又可能发生。常引起耐受性的药物包括硝酸甘油和麻黄碱等。耐药性是病原体或肿瘤细胞对反复的化学药物治疗的敏感性降低，也称抗药性。在长期反复使用抗菌药，特别是剂量不足的情况下，病原体产生灭活抗菌药物的酶或者改变膜通透性而影响药物进入。抗菌药物的滥用是病原体产生耐药性的重要原因。此外，长期用药还会引起机体对某些药物产生生理性或精神性的依赖和需要，停药后可能会引起停药反应，均应引起注意。

第三章　药品相互作用

第一节　概　述

临床上联合用药的现象非常普遍。药物联合应用不可避免地会产生药物间的相互作用。药物相互作用（DDI）是指两种或两种以上药物同时或序贯使用时，药物之间产生相互影响，使药物的理化性质、药效学、药动学等情况发生变化，导致药物疗效及毒副作用发生改变（增加或减少）。通常，狭义的药物相互作用主要指药物和药物之间的相互作用。广义的药物相互作用还包括药物与内源性物质、添加剂、烟酒、食物等之间的相互作用。

药物相互作用有各种各样的表现，根据其作用结果可以归纳为有益的、不良的和无关紧要的相互作用三种。其中，无关紧要的相互作用占多数，有益的相互作用是人们所期望的，不良或有害的相互作用是值得重点关注和力求避免的。有益的药物相互作用常产生药效相加作用或协同作用。临床上经常利用其来达到增强药物疗效、减少毒副作用、延缓耐药性的产生、提高治疗效果的目的。例如，雌激素与孕激素一起制成避孕药可发挥协同作用而达到有效避孕；利尿药与β受体拮抗剂合用可发挥协同降压作用，同时降低水钠潴留等不良反应；磺胺药与甲氧苄啶合用对细菌合成四氢叶酸起双重阻断作用，从而提高抗感染效果。不良的药物相互作用会产生拮抗作用，导致药物疗效降低，不良反应发生率增高或程度加重，有时甚至带来严重的、危及生命的后果。例如，帕吉林、呋喃唑酮等单胺氧化酶抑制剂（MAOID）与拟肾上腺素药（麻黄碱、间羟胺）、三环类抗抑郁药（丙米嗪、阿米替林、多塞平、氯丙米嗪）、胍乙啶等合用，会引起去甲肾上腺素的大量堆积，出现高血压危象。具有降压作用的利尿药（氢氯噻嗪、呋塞米、依他尼酸）与氯丙嗪合用，可以明显增强氯丙嗪的降压效应，引起严重的低血压。药物相互作用已成为影响临床合理用药的一个非常重要的因素。

根据发生机制不同，药物相互作用分为体外药物相互作用、药动学相互作用和药效学相互作用三种方式。体外药物相互作用主要借助环境因素，发生的是理化性质的改变。药动学和药效学相互作用主要借助机体的因素，包括药物体内吸收、分布、代谢和排泄过程相关的酶、转运蛋白以及与药物效应相关的受体等因素，属于体内药物相互作用。由于体外和药效学方面的相互作用比较明显，临床药师和医师相对容易掌握和趋利避害。临床常见的药物相互作用多发生在药动学方面，即发生在药物吸收、分布、代谢和排泄等环节，从而成为人们关注的重点。

药物相互作用的发生，影响因素众多，包括种族、年龄、性别、病理生理、营养状况、遗传因素、合并用药的种类和数目、给药剂量、途径和方式等。其中，发生相互作用的药物可以通过相同或不同的途径，同时或序贯给药。

据国外的研究资料显示，潜在的药物相互作用的发生频率因试验设计、方法和定义的不同，可从 2.2% 到 70.3%，而患者有临床症状的药物相互作用发生率为 11.1%。1992 年初，英国报道了阿司咪唑和特非那定引起心脏病的事件。同年，英国药物安全委员会共收到了 94 份有关阿司咪唑的心血管不良反应报告，其中 3 份与严重的室性心律不齐有关，因此反复警告使用阿司咪唑不要超过推荐剂量，并且不要与红霉素和酮康唑合用。

1993 年日本发生了氟尿嘧啶（5-Fu）和索立夫定药物相互作用的事件，导致 15 位并发带状疱疹的癌症患者死于 5-Fu 中毒。索立夫定被肠道菌群代谢为（E）-5-（2-bromovinyl）uracil（BVU），BVU 在体内被二氢嘧啶脱氢酶（DPD）代谢为二氢-BVU，DPD 可以与二氢-BVU 不可逆地结合而失活。DPD 是 5-Fu 代谢的限速酶，因此导致 5-Fu 中毒。

拜斯亭（西立伐他汀钠）事件又一次敲响了药物相互作用的警钟。拜斯亭是拜耳公司于 1997 年在德、美等国推出的降低胆固醇的新药，它是一种脂溶性较强的 HMG-CoA 还原酶抑制剂，其本身能导致罕见的横纹肌溶解，当与降三酰甘油药物吉非贝齐合用时，后者可以明显加重前者的肌毒性。尽管厂家已经提醒禁止这两种药物合用，但是美国 31 宗与拜斯亭有关的命案中，仍有 12 宗同时使用了拜斯亭和吉非贝齐。

2005 年，美国 FDA 要求 PurduePharma 公司将镇痛药盐酸氢吗啡酮撤出市场，因发现它与乙醇同服后能产生严重的，甚至致死的不良反应。在该药上市后的研究中发现，如果患者同时服用含酒精的饮料，盐酸氢吗啡酮延释胶囊在体内的释放速度要比预想快许多，导致吸收速度迅速增加，有时候药物的整个剂量几乎在瞬间全部释放，极易导致死亡。

因此，了解常用药物的配伍情况、相互作用的产生机制以及影响因素具有重要的临床意义，有利于人们制定给药方案时，充分利用有益的药物相互作用，尽量避开不良的药物相互作用，确保用药的安全性和有效性，提高药物治疗的水平，实现合理用药。

第二节　体外药物相互作用

一、配伍禁忌

体外药物相互作用是指在患者用药之前，配伍应用的药物之间发生直接的可见或不可见的理化反应，导致药物性质和作用发生改变，即一般所称的配伍禁忌，属于药剂学范畴。有些药物配伍使治疗作用减弱，导致治疗失败；有些药物配伍使副作用或毒性增强，引起严重不良反应；还有些药物配伍使治疗作用过度增强，超出了机体所能耐受的能力，也可引起不良反应，乃至危害患者生命等。

配伍禁忌包括物理配伍禁忌和化学配伍禁忌。物理配伍禁忌是指药物配伍时发生了溶解度、外观形状等物理性质的改变，一般属于外观上的变化，如出现混浊、沉淀、分层、结晶、潮解、液化、气泡、变色、黏度改变等现象。例如，水溶剂与油溶剂混合时，由于比重不同且不互溶而易出现分层。因此临床药物合用时，应注意药物的溶解特点，避免水溶剂与油溶剂的配伍。此外，一些药物配伍应用时，由于溶剂的改变与溶质的增多，药物在超饱和状态下易析出沉淀。例如，樟脑乙醇溶液和水混合，由于溶剂的改变，而使樟脑析出沉淀。化学配伍禁忌则是指药物之间发生了化学反应，不但改变了药物的性状，更重要的是使药物的药理作用改变，导致药物减效、失效或毒性增强。化学配伍禁忌常见的外观现象有变色、产气、沉淀、水解、燃烧或爆炸等，如氯化钙与碳酸氢钠溶液配伍，形成难溶性碳酸钙而出现沉淀；生物碱类药物的水溶液与鞣酸类、重金属、溴化物、碱性药物等发生化学反应产生沉淀。但也有许多药物的氧化、水解、分解、取代、聚合、加成等化学反应无明显的外观变化，难以识别，应提高警惕。

二、注射剂的配伍变化

配伍禁忌多发生于液体制剂，尤其是注射剂。注射给药在临床上广泛采用，而且常常是多种注射剂配伍应用，因此容易引起输液剂与添加药物、注射剂与注射剂之间的相互作用，产生配伍变化。引起注射剂产生配伍变化的因素如下。

（一）溶媒的改变

注射剂有时为了利于药物溶解、稳定而采用非水性溶媒，如乙醇、丙二醇、甘油等。当这些非水溶媒注射剂加入输液（水溶液）中时，由于溶媒组成的改变而析出药物。例如，地西泮、氯霉素、复方丹参注射液等被稀释时，由于溶媒改变而容易析出沉淀、结晶。有些药物本身的溶解度很小，在制备注射剂时需加入增溶剂，此类注射剂加入输液剂中时，由于增溶剂被稀释而使药物析出。例如，氢化可的松注射剂为含50%乙醇的溶液，与其他水溶性注射剂混合时乙醇被稀释，氢化可的松的溶解度降低可发生不易觉察的沉淀，引起不良反应。

（二）pH 的改变

pH 是影响药物稳定性的重要因素，其中，输液剂本身 pH 是直接影响混合后 pH 改变的因素之一。当 pH 改变时，有些药物会产生沉淀、加速分解或失效。许多抗生素在不同 pH 条件下分解速度不同。青霉素水溶液 pH6.0～6.5 时较稳定，pH 大于 8 或小于 5 则迅速水解失效。青霉素钠在 pH4.5 溶液中 4 小时内损失 10%效价；在 pH3.6 溶液中 4 小时损失 40%效价。青霉素钠在 10%葡萄糖注射液中放置 2 小时，效价降低 50%。青霉素钠与氢化可的松注射液配伍会迅速水解失效，原因是氢化可的松注射液中含有的乙醇加速其水解。青霉素钠与维生素 C 注射液配伍则青霉素降解加速，原因是维生素 C 注射液中含有的焦亚硫酸钠加速其降解。因此，青霉素静脉给药时，应选择合适溶媒，最好单独输液，现配现用。乳糖酸红霉素在 0.9%氯化钠中（pH 约 6.45）24 小时分解 3%，而在葡萄糖氯化钠中（pH 约 5.5）24 小时则分解 32.5%。20%磺胺嘧啶钠注射液（pH9.5～11.0）与 10%葡萄糖注射液

（pH3.5～5.5）混合，可使前者析出结晶，随血液进入微血管而导致栓塞。

（三）电解质的盐析作用

亲水胶体或蛋白质类药物可自液体中被脱水或因电解质的影响而凝集析出。两性霉素 B、乳糖酸红霉素、胰岛素、血浆蛋白等与强电解质注射液（如氯化钠、氯化钾、乳酸钠、钙剂等）配伍时由于盐析作用而产生沉淀。脂肪乳是油相、水相、乳化剂组成的乳剂，属热力学不稳定体系，加入电解质可破坏乳化膜，容易发生分层、絮凝、转相、合并与破裂等现象，析出液滴导致无法应用。因此，不可将电解质溶液直接加入脂肪乳剂，以防乳剂破坏，而使凝聚脂肪进入血液。喹诺酮类注射液（氟罗沙星、培氟沙星、依诺沙星）遇强电解质（氯化钠、氯化钾）会发生同离子效应析出沉淀，因而禁止与含氯离子的溶液配伍。甘露醇注射液为过饱和溶液，应单独滴注，如加入电解质如氯化钾、地塞米松，甘露醇由于盐析而产生结晶。

（四）组分间的化学反应

某些药物可直接与注射液中成分发生化学反应。

1.络合反应

头孢菌素与含 Ca^{2+}、Mg^{2+} 的药物，四环素与含 Ca^{2+}、Fe^{2+}、Al^{3+}、Mg^{2+} 的输液配伍，由于发生络合反应形成络合物而产生沉淀或变色。

2.酸碱中和反应

磺胺嘧啶钠与氯化钙、维生素 C 与肌苷、三磷酸腺苷二钠与维生素 B、碳酸氢钠与酸性药物，盐酸氯丙嗪与氨茶碱、苯妥英钠、肝素钠、氨苄西林钠，头孢哌酮与 5%葡萄糖等注射液之间配合使用时由于发生酸碱中和反应而产生配伍禁忌。

3.水解反应

酰胺类药物青霉素类、头孢菌素类、氯霉素、巴比妥类、利多卡因、对乙酰氨基酚，酯类药物盐酸普鲁卡因、盐酸可卡因、普鲁本辛、硫酸阿托品、氢溴酸后马托品、硝酸毛果芸香碱、华法林钠等，氯化琥珀酰胆碱、洋地黄毒苷等含有易水解基团，与酸性或碱性药物溶液配伍容易发生水解反应。例如，葡萄糖注射液（pH3.2～5.5）与青霉素混合可加速

青霉素的 β-内酰胺环开环水解而使其效价降低。氨苄西林、阿莫西林在葡萄糖注射液中不仅被葡萄糖催化水解，还能产生聚合物，增加过敏反应。因此这类药物宜选用 0.9%氯化钠等中性注射液做溶媒。

4.氧化还原反应

多酚类、烯醇类、芳胺类、吡唑酮类、噻嗪类药物，如盐酸肾上腺素、吗啡、维生素 C、维生素 B、氨基比林、盐酸氯丙嗪、盐酸异丙嗪等易被氧化，与氧化性药物配伍由于发生氧化还原反应而使注射液变色、沉淀，疗效降低。例如，奥美拉唑与酚磺乙胺配伍由于发生氧化还原反应而使注射液颜色变红。

5.离子沉淀反应

含钙离子、镁离子、铝离子的药物溶液可与磷酸盐、碳酸盐、生物碱等药物生成难溶性盐沉淀。例如，头孢他啶、头孢孟多注射剂中含有碳酸钠，不能与氯化钙、葡萄糖酸钙配伍，否则会生成沉淀。头孢哌酮钠母核头孢烯 4 位上有羧酸钠，遇钙离子可产生头孢烯 4-羧酸钙而析出乳白色沉淀，因此不宜与林格液、乳酸钠林格液等含钙注射液配伍。头孢曲松与钙离子可生成头孢曲松钙沉淀，也不宜与含钙注射液配伍。碳酸氢钠注射液为碱性药物，忌与酸性药物配合使用；碳酸氢根离子与钙离子、镁离子等形成不溶性盐而沉淀，因此也不宜与含钙、镁离子的注射液混合使用。乳糖酸红霉素切不可用生理盐水或其他无机盐溶液溶解，因无机离子可引起沉淀，应先以注射用水溶解待溶解后再用等渗葡萄糖注射液或生理盐水稀释。

6.聚合反应

有些药物如青霉素、氨苄西林、塞替派等在溶液中发生聚合反应，形成聚合物。有人认为青霉素的变态反应与形成聚合物有关。

7.结合反应

一些药物如青霉素能与蛋白质类药物结合。这种结合可能会增加变态反应。所以这类药物加入蛋白质输液中使用是不妥当的。

（五）离子化作用

有些离子能加速某些药物的分解。例如，乳酸根离子能加速氨苄西林的分解，混合 4 小时后氨苄西林损失 20%。

（六）其他因素

1.配合量

配合量的多少影响到药物浓度，药物在一定浓度下才出现沉淀。例如，间羟胺注射液和氢化可的松琥珀酸钠注射液，在 0.9%氯化钠或 5%葡萄糖注射液中浓度为 100mg/L 时，观察不到变化；但当氢化可的松琥珀酸钠浓度为 300mg/L，间羟胺浓度为 200mg/L 时则出现沉淀。

2.反应时间

许多药物在溶液中的反应有时很慢，个别注射剂混合数小时才出现沉淀，所以短时间内使用完毕是可以的。如用量较大，则可分为几次输入，随配随用，减少注射液发生配伍禁忌的机会。

3.混合顺序

有些药物混合时产生沉淀现象，可通过改变混合顺序来克服。有些药物混合时可先稀释再混合，则不会析出沉淀。

4.成分的纯度

有些制剂在配伍时发生的异常现象，并不是由于成分本身而是由于原辅料含有杂质所引起。此外，注射剂中常常含有各种附加剂，如缓冲剂、助溶剂、抗氧剂等，它们之间或它们与药物之间往往会发生反应而出现配伍变化。

面对临床上随时可能遇到药物配伍禁忌问题，建议注意以下几点。

（1）在新药使用前，认真阅读说明书全面了解新药的特性，如化学成分、理化性质、药理作用、药物相互作用、注意事项等，避免盲目配伍。

（2）对于不能确定的药物配伍，应查阅《常用药物配伍表》《药物配伍禁忌表》《注射剂配伍变化检索表》及相关网络、软件查询系统进行明确后再行配伍。

（3）尽量减少或避免多药合用。

（4）尽量使用说明书建议的、性质稳定的输液配伍，并最好做到现用现配。

（5）在不了解其他药液对某药的影响时，宜将该药单独使用。

（6）两种浓度不同的药物配伍时，应先加浓度高的药物至输液瓶中后加浓度低的药物，以减少发生反应的速度。

（7）多种药物混合时，一次只加一种药物到输液瓶，待混合均匀后液体外观无异常变化再加另一种药物。

（8）有色药液应最后加入输液瓶中，以避免瓶中有细小沉淀不易被发现。

（9）严格执行注射器单用制度，以避免注射器内残留药液与所配制药物之间产生配伍反应。

（10）根据药物性质选择溶媒，避免发生理化配伍禁忌。

（11）根据药物的药理性质合理安排输液顺序，对存在配伍禁忌的两组药液，使用时应间隔给药，如需连续给药，则在两组药液之间以葡萄糖注射液或生理盐水冲洗输液管过渡。

（12）在更换补液时如发现输液管内出现配伍反应时，应立即夹管，重新更换输液器，再次检查输液瓶及输液管内有无异常。

（13）中药注射剂应单独输注，尽量不要与西药注射剂混合输注。

（14）对于全静脉营养液、细胞毒性药物、抗生素等药物的配置应该在静脉药物配置中心（PIVAS）由专业的药学技术人员来完成。

（15）由于临床上新药应用不断增多，不少药物在配伍禁忌表上可能无法查到或缺乏相关的配伍资料，因此不要误认为配伍禁忌表上查不到的药物就没有配伍禁忌。

（16）临床上需要药剂师、临床药师、护士、医生共同协作来做好药物配伍方面的工作，减少药物配伍禁忌的发生，确保用药安全。

第三节　药动学相互作用

机体对药物的处置是药物与机体相互作用的一个重要组成部分，包括吸收、分布、代谢和排泄四个环节。在这四个环节上均有可能发生药物的药动学相互作用。药动学相互作用主要是指一种药物能使另一种药物的体内吸收、分布、代谢和排泄过程发生变化，从而影响另一种药物的血浆浓度，进一步改变其作用强度或毒性。药动学相互作用改变的仅是药理效应的大小及持续时间，而药理效应类型并未改变。通常根据各个药物的药动学知识或通过对患者的临床体征以及血药浓度的监测，可以对药动学相互作用加以预测。根据发生机制不同，药动学相互作用可表现为药物胃肠道吸收的改变、血浆蛋白结合、代谢酶抑制或诱导、肾脏的竞争性排泄等。其中代谢方面的药动学相互作用发生率最高，约占全部药动学相互作用的 40%，具有非常重要的临床意义，成为人们关注的重点。

一、吸收环节的药物相互作用

药物通过不同的给药途径被吸收入血，药物在给药部位的相互作用影响其吸收。影响药物的吸收因素众多，既取决于药物本身的理化性质，如溶解度、油水分配系数、解离度、吸附与络合等，又取决于机体的生理、生化因素，如消化液 pH 值、胃肠蠕动、血液循环、空腹与饱食等。

（一）胃肠道 pH 的影响

大多数药物呈弱酸性或弱碱性，这些药物通过生物膜的难易与药物的解离度有关，而药物解离度的大小又取决于其所处环境的 pH 值。例如，弱酸性药物（如阿司匹林、呋喃妥因、保泰松、巴比妥类等）在胃内酸性环境中吸收较好，则不宜与弱碱性药物（如抗酸药碳酸氢钠、碳酸钙、氢氧化铝等）同服。因为服用抗酸药后提高了胃肠道的 pH 值，使弱酸性药物解离增多，导致吸收减少，生物利用度降低。H_2 受体拮抗剂（西咪替丁、雷尼替丁、法莫替丁、尼扎替丁）、质子泵抑制剂（奥美拉唑、兰索拉唑、泮托拉唑）、抗胆碱药（哌仑西平、替仑西平）等均能减少胃酸分泌，也起到阻滞吸收作用，从而影响氟喹诺酮类药物的疗效。相反，弱碱性药物，如氨茶碱在碱性环境中易吸收，与弱碱性药物（如碳酸氢钠）合用可增加吸收；大环内酯类抗生素在碱性环境中吸收增加、效力增强。口服吸收过程中由于配伍药物改变胃肠道 pH 值等理化性质而导致另一药物吸收和生物利用度发生改变，从而发生药物相互作用。

（二）改变胃肠道运动功能

胃肠蠕动的快慢可影响药物在胃肠道中的吸收速率和吸收程度。胃肠蠕动增强，使药物进入小肠的速率加快，对于在小肠吸收的药物则起效快，但排出也快，吸收不完全；反之，胃肠蠕动减弱则起效慢，但吸收完全。因此，影响胃排空或肠蠕动的药物会影响其他口服药物的吸收。例如，甲氧氯普胺（胃复安）、多潘立酮（吗丁啉）加速胃的排空，使肠蠕动加快，虽使某些药物（如地高辛）的吸收加快，但也缩短了药物在小肠的停留时间，导致吸收减少，疗效降低。同样，止泻药（如地芬诺酯、洛哌丁胺）、抗胆碱药（如颠茄、阿托品、溴丙胺太林）由于延缓胃排空，可以延缓某些药物的吸收。例如，溴丙胺太林与地高辛联用，前者使肠蠕动变慢，延长了地高辛在小肠的停留时间，使其吸收增加，易导致中毒。泻药（如硫酸镁、硫酸钠、乳果糖、大黄、番泻叶等）明显加快肠蠕动，减少药物吸收。

（三）改变肠道的吸收功能

新霉素、对氨基水杨酸和环磷酰胺等药物可以损害肠黏膜的吸收功能，使地高辛、利福平等药物的吸收减少，血药浓度降低。长期服用苯妥英钠、口服避孕药、呋喃妥因、氨苯蝶啶等能妨碍叶酸在肠道的吸收，从而引起巨细胞性贫血。

（四）离子作用的影响

含二价或三价金属离子的药物可与其他药物发生相互作用，在胃肠道内形成难溶的或难以吸收的络合物。例如，四环素、氟喹诺酮类药物遇到 Ca^{2+}、Mg^{2+}、Fe^{2+}、Al^{3+}、Bi^{2+} 可形成络合物，导致前者吸收变差，疗效降低。因此，该类药物不宜与碳酸钙、氢氧化铝、硫酸亚铁、枸橼酸铋钾等含金属离子药物合用，如必须合用则应错开 2 小时以上服药。

（五）影响肠道菌群和代谢酶

肠道内不仅含有大量药物代谢酶，而且还存在丰富的菌群，这些肠道细菌也含有大量代谢酶。肠道菌群和代谢酶可使许多药物发生肠道首过代谢，从而影响其吸收和生物利用度。例如，甲氨蝶呤通常经肠内菌群的首过代谢，减低毒性后才被吸收，合用新霉素后，使正常菌群受损，致使其毒性增强。地高辛在肠道经肠道菌群代谢成双氢地高辛，合用红霉素则抑制了正常菌群，使地高辛的转化减少，血药浓度升高，容易引起中毒。许多黄酮苷类、皂苷类药物需要经肠道菌群代谢为苷元后吸收入血而发挥疗效，长期合用抗生素由于抑制肠道菌群的代谢而导致这类药物吸收变差，生物利用度降低。

（六）药物转运蛋白的影响

药物转运蛋白（drug transporter）是影响药物体内处置的重要因素。其中存在于肠、肝、脑等细胞膜上的转运蛋白对药物的吸收、代谢和转运起着十分重要的作用。近年，关于转运蛋白介导的药物相互作用报道越来越多。

人体内的药物转运蛋白主要包括：H^+/寡肽共转运蛋白（PEPT1）、葡萄糖转运蛋白（GLUTs 和 SGLTs）、有机阳离子转运蛋白（OCTs）、有机阴离子转运蛋白（OATs）、有机阴离子转运多肽（OATPs）、单羧酸转运蛋白（MCT）、氨基酸转运蛋白、核苷转运蛋白、脂肪酸转运蛋白、胆酸转运蛋白和 ATP 结合盒式转运蛋白（ABC 转运蛋白）等。其中，ABC 转运蛋白包括 P-糖蛋白（P-gp）、多药耐药相关蛋白（MRPs）和乳腺癌耐药蛋白（breast cancer resistance protein，BCRP）等。按照对药物吸收的影响，转运蛋白分为两类：①介导药物摄取（吸收）的转运蛋白：PEPT1、SGLTs、GLUTs、OATPs、LAT 和胆酸转运蛋白等。这类转运蛋白作为药物摄取转运的载体介导底物药物透过细胞膜，进入血液循环，然后进一步到达靶部位。如果这些转运蛋白被抑制，则会使药物的吸收增加或减少。例如，瑞舒伐他汀是 OATP1B1 的底物，而环孢素是 OATP1B1 的有效抑制剂，当瑞舒伐他汀和环孢素联合应用于心脏移植患者时，瑞舒伐他汀的 AUC0～2 和 C 分别增加了 7.1 倍和 10.6 倍。这主要是因为环孢素通过抑制 OATP1B1 对瑞舒伐他汀的肝摄取，减少其肝代谢的缘故。②介导药物外排的转运蛋白：P-gp、MRP2、BCRP、OATs 等。这类转运蛋白的外排作用会使其底物药物跨膜转运进入血液循环的量减少，导致药物吸收减少。如果这些转运蛋白被抑制，则使其底物药物的外排减弱，吸收增加，生物利用度提高，疗效增强，甚至产生毒副作用。

ABC 转运蛋白是目前研究最广泛的一类药物转运蛋白，在人体多个组织和器官，如小肠、肝脏、肾脏、血脑屏障及胎盘屏障等都有表达。多药耐药现象（MDR）的产生主要是由于位于细胞膜上的一系列 ABC 转运蛋白家族成员将药物从细胞内转运出去的结果，其中主要为 ABC 外排转运蛋白 P-gp、MRP2 和 BCRP。

1.P-gp

P-gp 是 1976 年发现的一种由多药耐药蛋白 1（MDR1）基因编码的能量依赖型膜转运蛋白，是 ABC 转运蛋白超家族重要成员之一。P-gp 除了在肿瘤细胞分布外，在人体正常组织肝脏、肾脏、肠道、胎盘、睾丸、血脑屏障以及淋巴细胞系和心脏内小动脉、毛细血管等部位都有分布，并主要位于这些细胞的绒毛面的一侧（顶侧）。P-gp 作为一种能量依赖性药物外排泵，能够利用 ATP 水解释放的能量将底物从细胞内转运至细胞外，降低细胞内的药物浓度，减少药物的吸收，减轻细胞毒性或产生耐药性。P-gP 主要转运疏水性阳离子化合物，与肿瘤细胞多药耐药性和药物外排有关，对药物的吸收、分布、代谢和排泄具有重要影响，是一些药物口服吸收差、生物利用度低的主要原因。

P-gp 的作用底物范围非常广泛，包括抗肿瘤药（长春碱类、紫杉烷类、蒽环类抗生素、表鬼臼脂素等）、抗生素（大环内酯类、氟喹诺酮类、头孢菌素类、四环素等）、心血管系统药物（强心苷、β 受体拮抗剂、HMG-CoA 还原酶抑制剂、抗心律失常药、钙通道阻滞剂等）、消化系统药物（质子泵抑制剂、胃肠促动力药等）；抗组胺药（H_1 和 H_2 受体拮抗剂）、HIV 蛋白酶抑制剂、类固醇激素、免疫抑制剂等。当 P-gp 底物与其抑制剂（如长春新碱、维拉帕米、奎尼丁、环孢素、茚地那韦、酮康唑、红霉素等）或诱导剂（如巴比妥类、利福平、地塞米松、利托那韦等）合用时可产生 P-gp 介导的药物相互作用，影响合用药物的吸收和转运，具有重要的临床意义。例如，P-gp 的过度表达是肿瘤化疗失败的原因之一。临床可以利用 P-gp 抑制剂来提高靶组织的药物浓度，如长春新碱容易被血脑屏障上的 P-gp 外排，利用 P-gp 抑制剂可以减少长春新碱的外排，提高对脑内肿瘤的治疗浓度；P-gp 抑制剂可以提高紫杉醇、环孢素、他克莫司和地高辛等多种药物的口服生物利用度。对于孕妇尽可能不使用 P-gp 抑制剂，以保护胎盘 P-gp 对有毒物质的外排作用，减少有毒物质对胎儿的损害。

2.MRP

MRP 是 ABC 转运蛋白超家族的重要一族。目前,MRP 转运蛋白分 9 个亚型,为 MRP1～9,统称为 MRPs。其中,介导药物肠道外排的 MRPs 主要为 MRP2,编码基因 ABC2.MRP2 在体内分布广泛,其中在肝、肠、肾、血脑屏障有高水平的分布,而肺和胃中分布较低,主要位于细胞顶侧膜上。MRPs 既转运疏水性非带电化合物,也转运水溶性的阴离子化合物。其中 MRP2 的底物药物包括有机阴离子化合物（如普伐他汀、辛伐他汀）、II 相结合物（如葡萄糖醛酸、硫酸和谷胱甘肽结合物）及阳离子抗肿瘤药物（如甲氨蝶呤、多柔比星、顺铂、长春新碱、长春碱、依托泊苷）等。

3.BCRP

BCRP 是 ABC 转运蛋白中唯一的半转运蛋白,编码基因 ABCG 2,也是 ABC 转运蛋白超家族的成员之一。BCRP 主要分布于肝、肠、血脑屏障、乳腺、胎盘等的顶侧膜上,可介导药物的外排,限制药物肠吸收。BCRP 的底物包括抗肿瘤药（如伊立替康、拓扑替康、米托蒽醌、甲氨蝶呤）、HIV 蛋白酶抑制剂（洛匹那韦、奈非那韦）、喹诺酮类（环丙沙星、氧氟沙星、诺氟沙星）、化学毒素（黄曲霉毒素 B）、雌二醇、雌酮等的葡萄糖醛酸结合物及硫酸结合物等。

当临床上配伍应用的药物是上述 ABC 转运蛋白的底物或调控剂（抑制剂或诱导剂）时,则合用药物之间可能会发生转运蛋白介导的药物相互作用。当 ABC 外排转运蛋白的底物药物之间合用时,可发生底物竞争性或非竞争性抑制作用,使合用药物的吸收增加,血药浓度和血药浓度曲线下面积（AUC）增加。当 ABC 外排转运蛋白底物与抑制剂合用时,由于转运蛋白的外排功能受到抑制,从而使底物药物外排减少,吸收增加,药物疗效增强或产生毒副作用。可见, ABC 转运蛋白介导的药物相互作用具有重要的临床意义,应引起人们的足够重视。

目前转运蛋白介导的药物相互作用研究中，研究最多、最深入的是 P-gp。如果 P-gp 底物、抑制剂或诱导剂类药物联用，可产生 P-gp 介导的药物相互作用，导致药物的体内血药浓度、AUC 等药动学参数发生改变，在临床药物治疗上具有重要意义。例如，地高辛是 P-gp 的底物，主要经肾脏和胆汁消除。研究发现，当合并应用 P-gp 抑制剂奎尼丁、伊曲康唑、阿托伐他汀时，地高辛的 AUC 显著增加；而合用 P-gp 诱导剂利福平和圣约翰草时，地高辛的 AUC 明显减少。值得关注的是，由于 P-gp 和细胞色素 P450 酶（CYP）在体内具有相似的组织分布和底物重叠性，往往具有共同的抑制剂或诱导剂，协同发挥作用，一起影响药物的相互作用。特别在肠道内，P-gp 和 CYP3A4 共同构成药物吸收的主要屏障，影响口服生物利用度，导致毒性的产生或治疗失败。香港大学玛丽皇后医院 Hung 等报告，克拉霉素和秋水仙碱合用时可增加秋水仙碱致命毒性的发生危险。对 1997—2004 年期间在同一次住院期间既给予克拉霉素又给予秋水仙碱的 116 例患者进行了回顾性分析，其中，88 例同时接受这两种药物治疗，其余 28 例先后接受这两种药物治疗。结果显示，同时治疗组和先后治疗组分别有 9 例（10.2%）和 1 例（3.6%）患者在入院 28 天内死亡。由于克拉霉素可抑制 P-gp 外排转运和 CYP3A4 代谢，而秋水仙碱是 P-gp 和 CYP3A4 的底物。据此作者提出这种致命性的药物相互作用是由于克拉霉素抑制了 P-gp 对秋水仙碱外排和 CYP3A4 对其代谢，导致秋水仙碱吸收增加、代谢减少，致使血药浓度超出安全范围所致。因此建议避免将克拉霉素和秋水仙碱合用，尤其不能在慢性肾功能不全患者中应用。如果确实需要将秋水仙碱与一种大环内酯类抗生素联用合用，可考虑选用阿奇霉素。因为阿奇霉素主要以原形经胆管排出，而且不受 CYP3A4 和 P-gp 影响。

（七）食物的影响

食物及其所含成分影响一些药物的吸收。食物与药物之间的相互作用可使一些药物的吸收增加或减少。

（八）其他因素的影响

1.血液循环

胃肠道血管扩张时，血流量增加，药物吸收增加；反之，吸收减少。如局麻药普鲁卡因常与肾上腺素合用，后者使皮肤黏膜血管收缩，减少局麻药的吸收，延长麻醉效果。

2.吸附作用

考来烯胺系季铵类阴离子交换树脂，对酸性分子有很强亲和力，可与巴比妥类、噻嗪类利尿药、阿司匹林、普萘洛尔、地高辛、甲状腺素、华法林等多种酸性药物结合，妨碍它们的吸收。例如，黏液水肿患者常伴有血胆固醇过高，因此在用甲状腺素治疗同时合用考来烯胺以降低血胆固醇，但考来烯胺会使甲状腺素吸收减少，疗效降低。为避免不良药物相互作用的发生，可在考来烯胺服用前 1 小时或服用后 4～6 小时再服用其他药物。此外，白陶土和活性炭的吸附作用可分别减少林可霉素和对乙酰氨基酚的吸收。

3.药物的副作用

抗抑郁药及阿托品的抗胆碱能副作用可引起口干，使硝酸甘油等舌下含片的吸收减慢。

二、分布环节的药物相互作用

药物在分布环节的相互作用可表现为相互竞争蛋白结合部位、改变游离型药物的比例，或者改变药物在某些组织的分布量等。

（一）药物血浆蛋白结合

人血浆中有 60 多种蛋白质，其中与药物结合有关的蛋白质主要是清蛋白、α-酸性糖蛋白和脂蛋白等。清蛋白，又称白蛋白，占血浆蛋白总量的 60%，在药物与血浆蛋白结合中起主要作用，主要与酸性、中性药物（如青霉素）等结合，具有结合力小、容量大的特点。α_1-酸性糖蛋白在血浆中含量低，仅为清蛋白的 1%，主要靠疏水键与药物结合。由于 α_1-酸性糖蛋白在健康人体和患者体内的差异较大，加之具有含量低、容量小、易饱和等特点。因此，药物与 α_1-酸性糖蛋白结合的差异是个体间药物与蛋白结合差异的决定因素。临床上与 α_1-酸性糖蛋白结合显著的药物包括 β 受体拮抗剂（普萘洛尔）、阿片类镇痛药（哌替啶）、抗抑郁药（阿米替林）、抗心律失常药（奎尼丁）。其他蛋白只与少数药物结合，如去甲替林与脂蛋白结合、甾体化合物泼尼松龙与球蛋白结合。研究药物与血浆蛋白的结合状况与规律，可帮助我们预测药物的作用、毒性及药物间的相互作用，及时调整给药剂量，促进临床合理用药。

（二）基于蛋白结合置换的药物相互作用

药物吸收进入体循环后可与血浆蛋白产生疏松的、可逆的结合，与蛋白结合的药物称为结合型药物（bound drug），未结合的药物称为游离型药物（free drug）。

药物与血浆蛋白结合具有以下特点。

1.差异性

不同药物结合率差异大。

2.不呈现药理活性

一旦药物与血浆蛋白结合，分子增大，不能再透出血管到达靶器官，故暂时失活；不能到达肝脏被代谢灭活，不能被肾脏排泄，也不能透过血脑屏障。

3.可逆性

药物与血浆蛋白的结合是疏松、可逆的，而且结合和非结合型药物始终处于一种动态变化的过程中。当血液中游离药物减少时，结合型药物又可转化为游离型，恢复其药理活性。

4.饱和性

由于血浆蛋白总量和结合能力有限，所以当一个药物结合达到饱和以后，再继续增加药物剂量，游离型药物可迅速增加，药物效应或不良反应会明显增强。

5.非特异性与竞争性

药物与血浆蛋白的结合是非特异性的，即多种药物都可竞争性地与血浆蛋白结合，所以两种以上的药物联用时，可相互竞争血浆蛋白的结合部位，结合力强的药物能从蛋白结合部位上取代结合力弱的药物，使后者被置换出来，成为游离型药物。游离型药物数量增加，会使药效和毒性反应增强，其影响程度可因被置换药物的作用强弱、体内的分布容积不同而异。对体内分布容积大的药物一般影响不明显，如苯妥英钠的体内分布容积较大，当少量被从蛋白结合部位置换出来，因能立即分布到其他组织，药效和毒性不会明显增强；但对体内分布容积小，且作用强的药物则影响非常显著。例如，口服抗凝血药双香豆素（血浆蛋白结合率可达99%，体内分布容积小）与磺胺类、水杨酸盐、甲苯磺丁脲、保泰松等血浆蛋白结合力强的药物合用时，已与血浆蛋白结合的双香豆素可被置换出来而呈游离状态，如果游离型药物从 1%增加到 2%，其抗凝作用就增强一倍，可造成出血而危及生命。

由此可见，药物与血浆蛋白结合是决定药物作用强度及维持时间的重要因素。对于那些与血浆蛋白结合率高、亲和力弱、分布容积小、安全范围窄、消除半衰期较长的药物（磺酰脲类降糖药、香豆素类抗凝剂、地高辛、洋地黄毒苷、地西泮、氯丙嗪、甲氨蝶呤等）易被蛋白亲和力强的药物（如非甾体抗炎药阿司匹林、保泰松、磺胺类药物、苯妥英钠等）置换而导致作用加强，临床联合应用时应注意调整给药剂量。例如，应用甲氨蝶呤治疗恶性肿瘤时，如果再联用较大剂量的磺胺药或水杨酸盐，可发生典型的甲氨蝶呤中毒症状，引起肝脏损害、出血性肠炎、腹泻、胃溃疡。这是由于甲氨蝶呤从蛋白结合部位被置换的结果。

（三）改变组织分布量

某些作用于心血管系统的药物能改变组织血流量，进而影响药物在组织的分布量。如去甲肾上腺素能减少肝血流量，使利多卡因在主要代谢部位肝的分布量降低，从而使该药的代谢减少，血药浓度增高；反之，异丙肾上腺素增加肝血流量，从而增加利多卡因的肝分布量和代谢，致使其血药浓度降低。

三、代谢环节的药物相互作用

药物代谢的部位包括肝脏、胃肠道、血液、肺、皮肤、肾脏、脑等。其中，肝脏是药物代谢的主要部位和最重要器官。

药物代谢主要分为 I 相代谢和 II 相代谢。

I 相代谢包括药物的氧化、还原和水解反应，主要涉及细胞色素 P450 酶系（CYP 或 CYP450）；II 相代谢为药物的结合反应，主要涉及尿苷二磷酸葡萄糖醛酸转移酶（UGT）、磺基转移酶（SULT）、谷胱甘肽-S-转移酶等。其中 I 相代谢在整个人体药物代谢中贡献率超过 70%，II 相代谢少于 30%。通常情况下，一种药物要经过多个药酶代谢，仅仅少数药物经单一的药酶代谢。

一些药物与其他药物联用后，可促进酶的合成、抑制酶的降解或与代谢酶竞争结合，导致药物的代谢发生改变。根据对药物代谢酶的作用结果，我们将药物具有引起药酶活性或浓度增加，促进药物本身或其他药物代谢的作用称为药物代谢的酶诱导作用或酶促反应，该药物称为酶诱导剂；而药物具有引起药酶活性或浓度降低，抑制药物本身或其他药物代谢的作用称为药物代谢的酶抑制作用，该药物称为酶抑制剂。在药物相互作用中，代谢被改变的药物称为受变药，主要为代谢酶的底物药物；促使其他药物代谢改变的药物，称为促变药，包括酶抑制剂和酶诱导剂。

酶诱导作用引起的药物相互作用多使受变药代谢增强、作用减弱；而酶抑制作用引起的药物相互作用则多使受变药代谢减弱、作用增强。一般来说，酶抑制作用的临床意义远远大于酶诱导作用，约占全部代谢性药物相互作用的 70%，酶诱导作用仅占 23%。代谢性药物相互作用是药动学相互作用的重要环节，一直都是人们关注的重点，它与临床合理用药密切相关。

（一）CYP 介导的药物相互作用

CYP 超家族是一类主要存在于肝脏、肠道中的单加氧酶，催化内源性物质和外源性物质（药物、环境化合物和毒素）的生物合成或降解，是人体内最重要的药物代谢酶，占全部代谢酶的 75%。目前，人类基因组计划已经鉴定 CYP 含有 57 个人类基因编码。据估算，大约有 60% 的处方药需要经过 CYP 酶代谢，主要是 CYP1A2、CYP2C9、CYP2C19、CYP2D6、CYP3A4 五种，占 CYP 酶的 95%。其中，大约 55% 的药物经 CYP3A4 代谢，20% 经 CYP2D6 代谢，15% 经 CYP2C9 和 CYP2C19 代谢。

CYP 通过对底物药物的氧化、还原和水解，将其转化为活性代谢物（主要指前体药物）而发挥药效或代谢为无活性的水溶性代谢物从体内消除。许多药物通过酶诱导或抑制作用增加或降低 CYP 的活性，进而影响药物的代谢和消除，在改变药物疗效的同时，也成为不良药物相互作用的主要来源。

CYP 抑制剂与底物药物联用时，CYP 酶活性被抑制，使底物药物的血药浓度或 AUC 增加（有时会增加数倍乃至数十倍），增强药物疗效的同时，也容易引起毒性反应。这对于治疗窗窄、安全范围小、副作用大的药物的影响尤其显著。例如，异烟肼、氯霉素、香豆素类药物作为 CYP 抑制剂可抑制苯妥英钠代谢，使苯妥英钠血药浓度增高，引起中毒。酮康唑和伊曲康唑等抗真菌药物可显著增加底物药物（如大环内酯类抗生素）的 AUC。相反，CYP 诱导剂与底物药物联用时，CYP 酶活性增强，药物代谢加快，使底物药物的血药浓度或 AUC 降低，导致疗效降低，甚至无效。例如，巴比妥类药物是一类很强的酶诱导剂，可诱导 CYP3A4、CYP2B1、CYP2B4、CYP2C6、CYP2C9，促进多种药物代谢。该类药与华法林合用，可加速华法林的代谢和排泄，使其抗凝血作用减弱，合用时必须加大华法林剂量。当停用巴比妥类药物，如果华法林未及时减量，往往引起凝血过度而出血，严重时可危及生命。当 CYP 底物药物与其抑制剂或诱导剂联用时，需要对药物的代谢性相互作用进行预测和评价，考虑是否需要调整给药方案，校正给药剂量或进行治疗药物监测。

CYP 底物药物与其抑制剂（或诱导剂）联用所产生的代谢性药物相互作用有时会带来严重的不良反应或使治疗失败，具有显著的临床意义。例如，特非那定（敏迪）为第二代非镇静性抗组胺药物，美国 FDA 于 1985 年批准问世，很快就成为最受临床欢迎的抗过敏药。但在 1986—1996 年间，世界卫生组织（WHO）药物不良反应协作中心共收到 17 个国家 976 例抗组胺药的不良反应报告，几乎全部为第二代抗组胺药物所致。其中，发生心脏毒性反应最多的就是特非那定，因发生严重心律失常而致死者达 98 例；其次是阿司咪唑（息斯敏）有 25 例，氯雷他定（克敏能）13 例，西替利嗪 2 例。特非那定、阿司咪唑及胃肠动力药西沙必利（普瑞博思）现都已从美国市场撤回，原因是这些药物属于 CYP 的底物或抑制剂，可发生 CYP 介导的代谢性相互作用，导致产生危及生命的心律失常。钙通道阻滞剂米贝拉地尔 1998 年也被从美国市场撤回，因为它是一个强有力的酶抑制剂，导致其他心血管药物的毒性水平增加。

（二）葡萄糖醛酸转移酶介导的药物相互作用

尿苷二磷酸葡萄糖醛酸转移酶（UGTs）是人体内除 CYP 外，能够结合内源性物质（如胆红素、类固醇激素、胆汁酸等）和外源性物质（如药物、食物、致癌物质）的另一代谢酶超家族，是重要的 II 相结合酶。UGTs 催化的葡萄糖醛酸化反应大约占所有 II 相代谢酶反应的 35%。UGTs 分为 UGT1 和 UGT2 两个家族和 UGT1A、UGT2A 和 UGT2B 三个亚家族。UGTs 同工酶主要在人肝脏中表达，如 UGTlA1、1A3、1A4、1A6、1A9、2B4、2B7、2B10、2B11、2B15、2B17、2B28 等。另外一些亚型，如 UGT1A7、1A8、1A10、2A1 则在胃肠道、食道、肺、鼻上皮等肝外组织中表达。

药物经 UGT 酶催化后形成 β-D-葡萄糖醛酸结合物，亲水性增强，更容易排泄。多数情况下，药物经 UGTs 代谢后药理活性丧失。但也有例外，如吗啡和视黄酸等则活性增强。一些底物需要特定的 UGT 酶代谢，如人体内源性物质胆红素就选择性由 UGT1A1 催化其葡萄糖醛酸化反应。UGT1A1 等位基因变异的患者容易患严重的高胆红素血症及克里格勒-纳贾尔综合征。这主要是由于 UGT1A1 基因变异导致胆红素无法与 UGT1A1 发生结合反应，使血液中游离胆红素增多所致。

目前证实不少药物是 UGTs 的底物、抑制剂或诱导剂。临床常见的 UGTs 底物主要包括：止痛药（可待因、吗啡、对乙酰氨基酚）、非甾体抗炎药（吲哚美辛、萘普生、丙戊酸钠、二氟尼柳）、抗病毒药（齐多夫定）、抗癫痫药（卡马西平、拉莫三嗪）、镇静剂（劳拉西泮、替马西泮）、奥氮平、普罗帕酮等。UGTs 抑制剂主要包括：非甾体抗炎药（吲哚美辛、双氯芬酸、萘普生）、普萘洛尔、西沙必利、丙磺舒、雷尼替丁、丙戊酸、氟康唑、他克莫司、非尔氨酯、阿托伐醌等。UGTs 诱导剂主要包括：利福平、卡马西平、苯妥英、苯巴比妥、口服避孕药等。

研究证实，UGTs 底物药物的葡萄糖醛酸化过程能够被合用的 UGTs 抑制剂抑制或诱导剂促进，导致药物浓度降低或升高。例如，为考察 UGTs 抑制剂（丙磺舒）对底物对乙酰氨基酚葡萄糖醛酸化过程的影响，进行了一项前瞻性随机双盲对照临床试验，健康志愿者 11 名，提前 12 小时给予治疗组丙磺舒 500mg（每 12 小时 1 次），5 分钟内单剂量静脉给予对乙酰氨基酚 650mg；对照组给予安慰剂和相同量对乙酰氨基酚。研究表明，对乙酰氨基酚葡萄糖醛酸结合物 24 小时尿排泄量从（260±21）mg 降至（84±9）mg（$P<0.001$），硫酸化物 24 小时尿排泄量从（217±17）mg 升至（323±25）mg（$P<0.005$），葡萄糖醛酸结合物和硫酸化物总排泄量不变；母药对乙酰氨基酚从（2.51±0.16）小时升至（4.30±0.23）小时（$P<0.001$），CL 从（329±24）mL/min 降至（178±13）mL/min（$P<0.001$）。

另一项试验则考察了 UGTs 诱导剂（利福平）对底物可待因葡萄糖醛酸化过程的影响。试验采用前瞻性开放设计，非随机对照，研究对象为 15 名健康高加索男性（包括 CYP2D6 快代谢者 9 名，弱代谢者 6 名）。受试者每日早晨给予利福平 600mg，磷酸可待因 120mg，共 3 周，在 1 周内首次给予利福平前和最后 1 次给予利福平后 1 小时考察可待因的药动学参数。结果表明，CYP2D6 快代谢者体内可待因葡萄糖醛酸苷和 N-去甲基化物的口服 CL 分别增加 533%±214%（P＜0.02）和 1937%±845%（P＜0.002），CYP2D6 弱代谢者体内分别增加 297%±88%（P＜0.02）和 1683%±843%（P＜0.02）。

由此可见，UGTs 介导的底物药物与抑制剂（或诱导剂）相互作用可改变其体内药动学过程，影响药物的体内消除，因而具有重要的临床意义。

四、排泄环节的药物相互作用

药物经过机体吸收、分布、代谢等一系列体内过程，最终排出体外。排泄是指吸收进入体内的药物以及代谢产物从体内排出体外的过程。药物主要经肾脏排泄，有些还经过胆汁、汗腺、唾液腺、乳腺及泪腺等途径排泄。药物的排泄与药效强弱、药效维持时间及毒副作用等密切相关。当药物排泄速度增大时，血中药物量减少，药效降低以致不能产生药效；由于药物相互作用或疾病等因素影响，排泄速度降低时，血中药物量增大，此时如不调整给药剂量，往往会产生副作用，甚至出现中毒现象。例如，降血脂药吉非贝齐主要经肾排泄，在与免疫抑制剂，如环孢素合用时，可增加后者的血药浓度和肾毒性，有导致肾功能恶化的危险，应注意减量或停药。

大多数药物及其代谢产物的排泄属于被动转运，少数药物属于主动转运（如青霉素）。在排泄或分泌器官中药物或代谢产物浓度较高时既具有治疗价值，同时又会造成某种程度的不良反应，如氨基糖苷类抗生素原形由肾脏排泄，可治疗泌尿系统感染，但也容易导致肾毒性。药物的主要排泄器官功能障碍时均能引起排泄速度减慢，使药物蓄积、血浓度增加而导致中毒，此时应根据排泄速度减慢程度调整用药剂量或给药间隔时间。

（一）肾排泄过程中的药物相互作用

肾脏是药物排泄的最主要器官，一般药物及其代谢产物大部分通过肾由尿排出。药物及其代谢物在肾的排泄是肾小球过滤、肾小管主动分泌和肾小管重吸收的综合作用结果。药物相互作用主要表现在肾小管主动分泌和重吸收方面。

当两种药物联用时，一种药物可能会增加或减少另一药物的肾排泄量或速度。排泄过程中的药物相互作用对于那些体内排泄很少，以原形排出的药物影响较大。例如，碳酸锂在体内不降解，无代谢产物，绝大部分经肾排出，80%可由肾小管重吸收，消除速度因人而异，特别与血浆内的钠离子有关，钠盐能促进锂盐经肾排出，用药期间应保持正常食盐摄入量。老年人和肾衰患者锂盐排泄慢，易产生蓄积中毒，注意调整剂量。非甾体类抗炎药（如布洛芬、吲哚美辛、吡罗昔康）与碳酸锂合用，可降低碳酸锂的清除率，导致血锂浓度过高而中毒。由于锂盐的治疗浓度和中毒浓度非常接近，因此，服用锂盐患者同时服用上述药物，必须定期监测血锂浓度，以免引起中毒。氨茶碱、咖啡因、碳酸氢钠与碳酸锂合用，可增加碳酸锂的尿排出量，降低血药浓度和药效。

1.肾小球滤过时的药物相互作用

肾小球毛细血管的基底膜通透性较强，除了血细胞、血浆蛋白及与之结合的药物等较大分子的物质之外，绝大多数游离型药物及其代谢产物都可经肾小球滤过，进入肾小管管腔内。因此，血浆蛋白结合力大的药物可促进结合力小的药物游离、滤过，导致 $t_{1/2}$ 缩短。

2.肾小管重吸收时的药物相互作用

肾小管的重吸收分为被动重吸收和主动重吸收，其中被动重吸收起主导作用。药物的解离度对其有重要影响。一般来说，脂溶性高、极性小、非解离型的药物和代谢产物容易经肾小管上皮细胞重吸收入血。药物的被动转运是 pH 依赖性的，改变尿液 pH 值可以明显改变弱酸性或弱碱性药物的解离度，从而调节药物重吸收程度。例如，弱酸性药物苯巴比妥中毒时，给予碳酸氢钠碱化尿液使药物解离度增大，重吸收减少，排泄增加；而酸化尿液则可增加吗啡、抗组胺药、氨茶碱等药物的排泄。

3.肾小管分泌时的药物相互作用

肾近曲小管存在药物主动分泌机制。经肾小管主动分泌而排泄药物是主动转运的过程。弱酸性药物和弱碱性药物分别由有机酸和有机碱主动转运系统的载体转运而分泌（排泄）。

弱酸性药物主要包括磺胺类、马尿酸类、酰胺类、噻嗪类、杂环羧酸类、烯醇类等有机酸。弱碱性药物主要包括有机胺等有机碱。有机酸和有机碱类药物的主动分泌机制（转运系统）各自独立，各有其特定的抑制剂。

当两种酸性或碱性药物联用时，由于与转运载体亲和力的差异，它们可相互竞争同一转运系统，发生竞争性抑制现象，使其中一种药物不能被分泌到肾小管腔，减少该药的排泄，使血药浓度升高，导致疗效增强或毒性增加。例如，临床将丙磺舒与青霉素、头孢菌素类等合用，抑制后者的主动分泌而提高其血药浓度，增强抗菌作用。阿司匹林可抑制甲氨蝶呤从肾小管分泌而增强其毒性；水杨酸与呋塞米合用，因竞争肾小管分泌系统而使水杨酸排泄减少，造成蓄积中毒。

（二）经胆汁排泄的药物相互作用

胆汁排泄是肾外排泄的重要途径。机体内源性物质（如维生素 A、D、E、B_2 及性激素、甲状腺素等）、外源性物质（黄酮类药物、地高辛、甲氨蝶呤等）及其代谢产物经由胆汁排泄非常明显。药物胆汁排泄也是一种经由细胞膜的转运过程，其转运机制包括主动转运和被动转运。当合并应用的两种药物属于同一转运系统，由于与转运蛋白（如 MRP2）亲和力的差异，相互之间将产生竞争性抑制作用。例如，丙磺舒能抑制甲氨蝶呤的胆汁分泌导致后者血药浓度升高。

由肝细胞分泌到胆汁中的某些药物（如地高辛、洋地黄毒苷、地西泮等）与葡萄糖醛酸结合为代谢产物，排泄进入小肠后又被肠道酶水解为原形药物，并被肠上皮细胞重吸收由肝门静脉进入全身循环，这种现象为肝肠循环。肝肠循环使药物反复循环于肝、胆汁与肠道之间，延缓排泄而使血药浓度维持时间延长。人为中止肝肠循环可促使药物排泄速度增加，常用于地高辛等强心药中毒的抢救。

（三）其他排泄途径的药物相互作用

除肾脏排泄和胆汁排泄外，药物及其代谢产物还可以通过汗腺、唾液腺、乳腺及泪腺等途径排泄。挥发性药物如吸入性麻醉剂可通过呼吸系统排出体外。乳汁的 pH 略低于血浆，所以弱碱性药物（如吗啡、阿托品等）可较多自乳汁排泄，可能给哺乳婴儿带来损害。如果合用药物共同经这些途径排泄，则可能存在潜在的药物相互作用。

总之，我们要充分利用有益的药动学相互作用，提高治疗效果；对于那些治疗窗窄、安全范围小、需要保持一定血药浓度的药物，特别是在吸收、分布、代谢和排泄环节容易发生严重不良药物相互作用的药物，我们应注意加强药物监测，及时调整给药方案，避免或减少毒副作用的发生。

第四节　药效学相互作用

药效学相互作用是指药物联合应用时一种药物改变了机体对另一药物的敏感性或反应性，导致药物出现相加、协同或相反（拮抗）的药理效应。这种相互作用一般对血药浓度无明显的影响，主要影响药物与受体作用的各种因素。

一、药效学相互作用机制

根据发生机制不同，药效学相互作用可分为受体的竞争性结合、影响神经递质释放、组织或受体对药物的敏感性增强。药理效应的具体形式包括以下几种。

（一）受体的竞争性结合

药物效应的发挥一般可视为它与机体中存在的受体或效应器相互作用的结果，不同性质的药物对于同一受体可起到激动或抑制两种相反的作用。因此，作用于同一受体的药物联合应用，在效应上可产生加强或减弱的不同结果。例如，β受体拮抗剂盐酸普萘洛尔与利血平同用，两者作用相加，β受体拮抗作用增强，有可能出现心动过缓及低血压。氨基糖苷类抗生素能阻断终板膜上 N_2 受体，并阻断运动神经末梢释放乙酰胆碱，如与筒箭毒碱合用，肌肉松弛作用增强，特别是在乙醚麻醉下更容易发生呼吸肌麻痹。酚妥拉明竞争阻断 α 受体，能拮抗肾上腺素和去甲肾上腺素的作用，使后者引起的升压作用翻转为降压作用。盐酸普萘洛尔能竞争性地阻断 β 受体，与 β-肾上腺素受体激动剂（如肾上腺素、麻黄碱等）合用可拮抗其升压作用，导致其作用减弱或无效。

（二）改变作用部位的递质及酶活力

单胺氧化酶抑制剂（MAOI）如优降宁等，与麻黄碱、间羟胺等药物合用，可使去甲肾上腺素从贮存部位大量释放而引起血压升高，甚至产生高血压危象。MAOI 与抗抑郁药如丙米嗪、阿米替林、多虑平、麦普替林合用可抑制后者的代谢灭活从而导致致命的高血压危象。有机磷农药中毒，主要是由于乙酰胆碱酯酶活性降低或失活，造成乙酰胆碱不能被水解而积聚，胆碱酯酶复活剂（解磷定、氯解磷定、双复磷等）可使胆碱酯酶复活，水解乙酰胆碱，阿托品可阻断 M 胆碱受体，使未水解的乙酰胆碱不能与受体结合，二者合用提高解毒效果。

（三）敏感化作用

同时应用两种以上药物时，其中一种药物本身并无某种药理效应，但可使受体或组织对另一种药物的敏感性增加，结果增强另外一种药物的作用，这种现象称为敏感化作用。例如，氟烷本身并不引起心律失常，但可使心肌对外源性儿茶酚胺的敏感性增加，当氟烷麻醉时同时应用肾上腺素或去甲肾上腺素等药物，有可能引起严重的心律失常，可合用 β 受体拮抗剂预防或治疗。排钾利尿药可使血钾减少，从而使心脏对强心苷敏感化，容易发生心律失常。应用利血平或胍乙啶后能导致肾上腺素受体发生类似去神经性超敏感现象，从而使具有直接作用的拟肾上腺素药（如去甲肾上腺素或肾上腺素）的升压作用大为增强。

（四）药理效应的协同

药理效应相同的两药合用时，它们的效应可以协同，如不减量使用，有可能中毒。如阿托品与氯丙嗪合用时，可引起胆碱能神经功能过度低下的中毒症状；氨基糖苷类抗生素与硫酸镁合用，可加强硫酸镁引起的呼吸麻痹；氨基糖苷类抗生素联用，抗菌作用相加，但耳、肾毒性亦增加。

二、药效学相互作用类型

根据相互作用结果，药效学相互作用又可分为相加作用、协同作用和拮抗作用。

（一）相加作用

药理效应相同或相似的药物，联合应用的效果（包括疗效、毒副作用）等于单用效果之和，称为药物效应的相加作用。一般来说，作用机制相同的同类药物联合应用时，相互作用的结果是相加。从药物效应上来说，相加作用是一种药物对另一种药物效应的补充，而不是增效。相加作用的结果产生单一药物全量的等同效应。例如，快效抑菌剂（如四环素类、大环内酯类、氯霉素类、林可霉素类等）与慢效抑菌剂（如磺胺类药物）合用可产生抗菌效果的相加作用。两种苯二氮䓬类药物同时应用可引起镇静催眠作用相加，出现过度镇静和疲劳。两种吸入麻醉药的联合应用，其药物相互作用一般都是相加的。地高辛与抗心律失常药、钙盐注射剂、可卡因、泮库溴铵、萝芙木碱、琥珀胆碱、拟肾上腺素类药同用时，可因作用相加而导致心律失常。

（二）协同作用

两种或两种以上药物联合应用时，其效应大于各药物单独应用时效应的总和，称为药物效应的协同作用。发生协同作用的药物可为不同类别或作用机制也不尽相同的药物。例如，阿司匹林和鸦片类药物的镇痛机制完全不同，但阿司匹林可明显增强阿片类药物的作用。巴比妥类和苯二氮䓬类药物在催眠作用方面可产生协同作用，这两类药物虽然在脑内作用的区域相同，并都产生中枢神经系统的抑制作用，但苯二氮䓬类药可增加脑内 5-羟色胺浓度，并增强 γ-氨基丁酸的作用而产生抗焦虑及催眠作用；而巴比妥类的结合部位可能不同，能直接激活氯离子通道。镇静催眠药与抗精神病药联合应用时，其中枢抑制作用可明显增强。在吸入全麻时应用非去极化肌松药，可明显延长肌松药的作用时间，这样可减少肌松药的用量，同时也可避免应用大量肌松药而带来的副作用。再如，繁殖期杀菌剂（如青霉素类、头孢菌素类）与静止期杀菌剂（氨基糖苷类）合用可发挥协同作用，增强治疗感染性疾病的疗效，这是因为繁殖期杀菌剂造成细菌细胞壁的缺损而有利于氨基糖苷等静止期杀菌剂进入细菌细胞内作用于靶位。

（三）拮抗作用

药物效应相反，或发生竞争性或生理性拮抗作用的药物合用，表现为联合用药时的效果小于单用效果之和，即为药理效应的拮抗作用。如一般认为，快效抑菌剂因能快速抑制细菌细胞内的蛋白质合成，使细菌处于静止状态，致使作用于细菌繁殖期的杀菌药作用减弱而出现拮抗作用。例如，青霉素类、头孢菌素等细菌繁殖期的杀菌药与大环内酯类、四环素、氯霉素等快效抑菌剂合用可呈现拮抗作用。香豆素类口服抗凝药与维生素 K 相互作用可使口服抗凝药的抗凝血作用减弱或消失。这是因为香豆素类口服抗凝药通过抑制维生素 K 在肝脏细胞内凝血因子 II、VII、IX、X 的合成而发挥抗凝作用。再如，镇静药与中枢兴奋药咖啡因药物效应相反，合用则药理作用相互抵消。有时两种药物的拮抗作用可能不容易检测到。例如，噻嗪类利尿药的高血糖作用可能对抗胰岛素或口服降糖药的降血糖作用，联用时需要注意调整给药剂量。

三、临床常见的严重不良药物相互作用

临床上一些药物配伍应用后，由于药物之间发生了药物效应或毒副作用的协同、相加或拮抗作用，容易引起严重的不良反应，甚至致死性后果，危及生命。例如，MAOI 与拟肾上腺素药、去甲肾上腺素合成前体物、三环类抗抑郁症药等合用，可引起血压异常升高，甚至出现高血压危象；氯丙嗪与利尿药、普萘洛尔合用引起严重的低血压；强心苷与排钾利尿药、糖皮质激素合用引起严重的心律失常；非甾体抗炎药（NSAIDs）之间合用以及与香豆素类口服抗凝药、皮质激素、促肾上腺皮质激素、溶栓药、秋水仙碱等合用易引起胃肠道出血；氨基糖苷类抗生素与全身麻醉药、利多卡因、环磷酰胺合用可导致呼吸麻痹，与非甾体抗炎药、高效利尿药、大环内酯类抗生素、抗癌药、抗疟药等联用容易导致严重的耳、肾毒性；降血糖药与普萘洛尔、胍乙啶合用易引起严重的低血糖反应。这些药物联用容易引起严重的不良药物相互作用，甚至导致致死性后果，应提高警惕，尽量不要合用。

易引起严重不良反应的药物配伍应慎重，注意使用规范，包括适应证的选择、询问病史、适用人群及年龄差异、用药途径、剂量与疗程、用药监测等，提高警惕，尽量避免配伍应用。

第五节　中西药相互作用

随着中西医结合工作的深入开展，中西药联用进行防治疾病已非常普遍。中西药相互

作用是指中药（植物药、动物药、矿物药）与西药、化学药、生物制品同时或序贯使用时，所引起的中药、西药体内药动学过程、作用效应的变化，主要包括相加、协同和拮抗作用。

由于中西药各有特点，各有长处，中西药联用可取长补短，充分发挥各自优势，起到标本兼治、协同治疗的作用，在增强疗效的同时，消除或减轻不良反应和毒副作用，其综合疗效往往优于单独应用西药或中药。由于中药的化学成分和药理作用十分复杂，中西药合用不当，易产生配伍禁忌，亦会降低疗效，增加毒副作用或引起药源性疾病，严重的甚至危及生命。根据产生机制不同，中西药相互作用可分为体外、药动学方面和药效学方面的相互作用。

一、体外中西药相互作用

中药化学成分复杂，当中西药（特别是注射剂）多种药物配伍应用时，容易发生成分间的理化反应，如酸碱中和、氧化还原、络合、水解反应以及 pH 改变、吸附、沉淀、变色等，引起疗效降低、毒性增加等不良反应，产生中西药配伍禁忌。含生物碱类成分的中药注射剂，如汉肌松注射液、盐酸川芎嗪注射液等，在酸性条件下稳定，如与碳酸氢钠、青霉素等碱性注射液混合则发生酸碱中和反应，导致生物碱游离，产生沉淀。黄酮类化合物多与金属离子形成络合物，含此类成分的中药与碳酸钙、硫酸亚铁、氢氧化铝等西药配伍，会因络合反应而影响药物的吸收。再如，临床常用的双黄连注射剂，主要成分为黄芩苷、绿原酸和连翘苷，具有较好的抗病毒及抗菌作用，用于治疗病毒感染及细菌感染性疾病。随着临床广泛应用，双黄连注射剂常与其他药物配伍使用。然而近年双黄连注射剂与西药注射剂（如硫酸阿米卡星注射液、注射用氨苄西林钠、青霉素、头孢拉定、地塞米松等）混合后产生混浊、沉淀、变色、不溶性微粒增加等配伍禁忌，导致严重不良反应的报道逐渐增多。目前中西药的配伍禁忌问题越来越引起人们的关注和重视。

二、药动学方面的中西药相互作用

（一）吸收环节的中西药相互作用

1.理化因素对吸收的影响

中西药体外配伍后比较容易发生沉淀析出、溶液变混浊、颜色改变等比较直观的理化性质改变，这些属于纯粹的理化反应，容易避免。然而，人们往往容易忽略中西药同时或序贯应用于人体后，在吸收环节发生的由于理化性质改变而导致的中西药相互作用。例如，抗酸中成药陈香露、白露片或乌贝散，可提高胃肠道 pH 值，使局部形成碱性环境，与弱酸性药物同服时，由于弱酸性药物（阿司匹林等）在碱性环境中解离型增多，导致吸收减少；但若与弱碱性药物（氨茶碱、奎宁等）同服，则有利于其吸收。弱酸性药物阿司匹林与中成药大黄苏打片合用，则阿司匹林吸收、起效速度加快，主要原因是大黄苏打片中的碳酸氢钠可增加阿司匹林的溶解速率，促进胃排空和肠吸收。弱碱性药物四环素与具有抗酸作用的碱性中成药同服，可使约 50%的四环素不溶解而难以被吸收，疗效降低。由此可见，临床上中西药联用时，成分间发生的理化反应往往引起配伍禁忌，并成为影响药物吸收的主要因素，应避免此类中西药配伍应用。

2.生理因素对药物吸收的影响

胃肠蠕动与排空是影响药物吸收的重要因素。含颠茄类生物碱的中药，如洋金花、天仙子、曼陀罗、华山参、华山参滴丸、元胡止痛片、藿香正气水、胃痛散等不宜与多潘立酮（吗丁啉）、强心苷（如地高辛）、红霉素同服，因为前者可抑制胃排空和肠蠕动，增加药物在胃肠内停留时间，拮抗多潘立酮的胃肠促动力作用，使强心苷类药物吸收增加，引起中毒，使红霉素在胃内滞留时间延长，被胃酸破坏而降低疗效。黄芩、木香、砂仁、陈皮等中药对肠蠕动有明显抑制作用，可延长地高辛、维生素 B_{12}、灰黄霉素等在小肠上部停留时间，使药物吸收增加；相反，中药泻药（大黄、番泻叶、大承气汤、麻子仁丸等）可增加胃肠蠕动，与地高辛等同服，可缩短其在肠道内的停留时间而减少吸收，降低血药浓度，影响疗效。

（二）分布环节的中西药相互作用

中西药配伍后，由于药物的血浆蛋白结合率不同，会产生血浆蛋白竞争性结合，使药物的血药浓度发生改变，从而影响其组织分布。例如，理气中药枳实与庆大霉素合用治疗胆道感染时，枳实能松弛胆总管括约肌，使胆管内压下降，大大增加胆管内庆大霉素的浓度，提高其疗效，并可适当减少庆大霉素的剂量从而减少其副作用。绣球菊属植物和黑柳可与华法林竞争与血浆蛋白的结合，从而降低华法林的血浆蛋白结合率，影响治疗效果；黄连、黄柏的有效成分药根碱与血浆蛋白高度结合，置换出华法林、硫喷妥钠和甲苯磺丁脲，导致其血药浓度明显增高，药效或毒性加强。含鞣质的中药与磺胺类药物合用，导致血液和肝脏内磺胺类药物浓度增加，严重者发生中毒性肝炎。

（三）代谢环节的中西药相互作用

与西药一样，许多中药、天然药物及其所含成分是 CYP 等代谢酶的底物、抑制剂或诱导剂。近年来，有关中西药联用对 CYP 的影响报道日益增多，引发医药人员关注与深入研究。

1.酶诱导作用

乙醇、甘草及其制剂是常见的肝药酶诱导剂。临床上中药酊剂、醋剂、酒剂（如颠茄酊、橙皮酊、薄荷醋、人参酒、国公酒）等中药制剂含有大量乙醇，可使肝脏药酶活性升高。当含醇中药制剂、甘草及其制剂与一些西药，如中枢抑制药（苯妥英钠、戊巴比妥）、解热镇痛药（安乃近、安替比林）、抗凝药（醋硝香豆素、双香豆素、华法林）、降糖药（胰岛素、降糖灵）合用，可使这些西药代谢加速、半衰期缩短、药效减弱。此外，甘草及其制剂也可使合用的抗抑郁药（丙米嗪、地昔帕明、阿米替林、多塞平）代谢产物增多，加重其不良反应。大剂量银杏叶制剂可诱导 CYP3A 的活性，降低辛伐他汀的血药浓度，降低其不良反应发生的同时也降低其疗效。银杏叶提取物可诱导大鼠 CYP1A2，显著影响普萘洛尔的血药浓度。葛根中有效成分葛根素可诱导 CYP1A 和 CYP2A，当与这两个酶的底物药物（如对乙酰氨基酚、阿米替林、氟哌啶醇、普罗帕酮等）合用时，可加速其代谢，注意调整给药剂量。

2.酶抑制作用

麻黄及含麻黄的中成药（如麻杏止咳糖浆、止咳定喘丸、川贝精片、防风通圣丸、麻杏石甘片等）不宜与 MAOI（如呋喃唑酮、优降宁、苯乙肼、甲基苄肼、异烟肼、丙卡巴肼等）合用，因为二者合用时，MAO 的活性被抑制，使去甲肾上腺素、多巴胺、5-HT 等单胺类神经递质不被酶破坏，贮存于神经末梢中，而麻黄中的有效成分麻黄碱，可促使这些递质大量释放，引起头痛、头昏、恶心、呕吐、腹痛、呼吸困难、心律不齐、运动失调及心肌梗死，严重者可引起高血压危象和脑出血。因此，高血压患者应尽量避免上述中西药的配伍应用。白花前胡中总香豆素、黄酮类中药中的槲皮素均可抑制人肝微粒体中 CYPlA1 的活性，从而影响合用的 CYPIA1 底物药物的代谢。含小檗碱的中药（黄连、黄柏等）有抑制 CYP3A 的作用，与环孢素合用，可提高其疗效。

（四）排泄环节的中西药相互作用

尿液的 pH 值可影响肾脏对弱酸性或弱碱性药物的排泄。酸性较强的药物合用，可酸化尿液而使药物排泄减少，增加药物的毒副作用。例如，含有机酸中药（乌梅、山楂、五味子等）可增加酸性西药（如呋喃妥因、对氨基水杨酸、阿司匹林、吲哚美辛、青霉素、头孢菌素类、苯巴比妥、苯妥英钠等）在肾小管的重吸收，使其排泄减少，血药浓度提高，增强疗效的同时加重肾脏的毒性反应；特别是与磺胺类、大环内酯类抗生素合用，使其乙酰化后溶解度降低，易在肾小管析出结晶，引起结晶尿、血尿、尿闭等症状。碱性药物与酸性药物配伍，可大大加快药物排泄速度，导致药效降低，甚至失去治疗作用。例如，碱性中药硼砂、梅花点舌丸、清音片、健胃片、陈香白露片等可碱化尿液，增加上述酸性西药的体内解离，导致重吸收减少，排泄加快，从而降低药物有效浓度。含颠茄生物碱（莨菪碱）的中药（颠茄、洋金花等）与碱化尿液的药物（如碳酸氢钠）、碳酸酐酶抑制剂（乙酰唑胺、多尔唑胺、布林唑胺）伍用时，颠茄排泄延迟，疗效毒性都因此而加强。

（五）药物转运蛋白和代谢酶介导的中西药相互作用

临床上一些治疗指数窄的化学药，如华法林、地高辛、阿米替林、茚地那韦、环孢素、他克莫司等，已被证明为药物转运蛋白（如 P-gp）和（或）代谢酶（如 CYP3A4、2C9）的底物或调控剂，与一些常用中药或植物药合用后容易产生相互作用，增强或降低疗效的同时，有时会造成严重的不良反应。例如，国外广泛应用的圣约翰草（SJW）与强心苷（地高辛）、HMG-CoA 还原酶抑制剂（辛伐他汀、阿托伐他汀）、免疫抑制剂（环孢素、他克莫司）、抗肿瘤药（伊立替康、伊马替尼）、抗抑郁药（阿米替林）、钙通道阻滞剂（硝苯地平）、HIV 蛋白酶抑制剂（茚地那韦、利托那韦、沙奎那韦）、镇痛药（美沙酮）、苯二氮䓬类（四氟硫安定）、口服避孕药等药物联用，可降低后者的血药浓度、AUC 和生物利用度，导致疗效降低。其原因主要是 SJW 作为 CYP（3A4、2C9、2C19）和 P-gp 的诱导剂，与上述药物合用时发生了 CYP 和（或）P-gp 介导的药动学相互作用。

三、药效学方面的中西药相互作用

（一）相加或协同作用

1.增强药效

许多中西药联用后，可取长补短，增强药效，呈现明显的相加或协同作用。例如，黄连、黄柏与四环素、呋喃唑酮联用治疗痢疾常使疗效成倍提高；金银花与青霉素合用时，金银花能增强青霉素对耐药金黄色葡萄球菌的抑制作用，在抑制耐药菌体蛋白质合成上有协同效应；桂枝汤、人参汤与肾上腺素药物联用，可增强机体的免疫调节功能，对自身免疫性疾病有显著的治疗效果；消炎解毒丸与地塞米松合用，对内毒素损害的心脏具有一定的保护作用；甘草中的甘草甜素具有糖皮质激素样作用，甘草与氢化可的松配伍在抗炎、抗变态反应方面有协同作用，并可抑制氢化可的松在体内的代谢灭活，使其血药浓度升高；三七、赤芍与乳酸心可定合用时可增加冠状动脉血流量、扩张血管、降压、减轻心脏负担、降血脂之效，有效率达 87%；生脉散、丹参注射液与山莨菪碱合用，用于治疗病态窦房结综合征，既提高心率，又改善血液循环，缓解缺血、缺氧，达到标本兼治的目的。

2.降低毒副作用和不良反应

某些化学药，如抗肿瘤药治疗作用明显，但毒副作用较大，与中药联用既可提高疗效还能减轻毒副作用。例如，氟尿嘧啶与环磷酰胺是抗肿瘤药，临床应用常产生呕吐、恶心等严重胃肠道反应，而加服海螵蛸、白及粉制成的复方片剂后，既能止血消肿，又能保护胃黏膜，可防止出现严重的胃肠道反应，临床上治疗消化道肿瘤有较好疗效；加服女贞子、石韦、补骨脂、山茱萸等，能大大减轻环磷酰胺引起的白细胞下降。珍珠层粉与氯丙嗪同服对轻度肝功能异常患者的肝功能不仅无害，反而会有不同程度的改善。重症肝炎时用激素治疗可在一定程度上改善临床症状、消除黄疸，但易出现反跳、出血等不良反应，而与人参、三七配伍后则可减轻这些副作用，提高临床治愈率。甘草与呋喃妥因或链霉素等合用，可降低呋喃妥因的胃肠道反应，减轻链霉素对第八对脑神经的毒害，使原来不能坚持链霉素治疗的患者80%可继续使用。

3.减少剂量，缩短疗程

地西泮有嗜睡等副作用，若与苓桂术甘汤合用，用量只需常规用量的1/3，嗜睡等副作用即可消除。

4.减少禁忌证，扩大适应证

氯丙嗪治疗精神病时因对肝脏有损害，故肝功能不全者忌用。珍氯片（氯丙嗪、珍珠层粉、三硅酸镁）用于肝功能轻度不全、精神异常的患者，不仅对肝功能无损害，且有一定的协同作用。

（二）拮抗作用

中西药配伍不当会发生拮抗作用，致使药效降低或失效，甚至产生严重的毒副作用。例如，舒肝丸不宜与甲氧氯普胺合用，因为舒肝丸中含有芍药，能解痉镇痛，而甲氧氯普胺则能加强胃肠收缩，两者作用相反，合用其拮抗作用会导致药效降低。再如，含益母草的制剂（益母草膏、益母丸等）不宜与肾上腺素、异丙肾上腺素和阿托品合用，因为益母草具有降压作用，能降低甚至逆转肾上腺素的升压作用；能增加冠脉流量，减慢心率，拮抗β受体激动剂异丙肾上腺素的心脏兴奋作用；而阿托品则减弱益母草的降压作用。

四、中西药配伍导致的严重不良药物相互作用

临床上有些中西药的药理作用较强，合用后发生显著的药物相互作用，增强疗效的同时，加重毒副反应，导致严重后果。这种情况多发生于强心苷类、生物碱类及其他毒性大的中药。强心苷有较强的生理效应，过量会引起中毒。因此含强心苷成分的中药及其制剂不宜与强心苷类西药（洋地黄毒苷、地高辛、毒毛旋花子苷K）同用；能增强强心作用的麻黄、鹿茸等也不宜与强心苷同用。

中西药配伍要慎重，配伍不当会给患者带来一定的危险性。中西药联用不是简单地机械罗列相加，而应遵循中西药配伍应用的基本原则，即以中西医药的理论为指导，从中西药的化学成分、理化性质、药理作用、作用机制、不良反应、毒副作用、配伍利弊等多方

面综合考虑，充分了解中西药相互作用机制，精心设计给药方案（中西药主辅地位、给药方式、途径、剂量、时间等），在充分利用中西药联用的优势治疗疾病的同时，注意规避配伍禁忌，尤其注意防止严重不良药物相互作用的产生，确保用药的安全有效。

第四章 心内科疾病

第一节 心律失常

一、窦性心律失常

（一）窦性心动过速

正常窦性心律的冲动起源于窦房结，频率为 60～100 次/分。当成人窦性心律超过 100 次/分（一般不超过 160 次/分），称为窦性心动过速。窦性心律的频率可因年龄、性别、体力活动等不同而有显著差异。

1.临床表现

患者的临床症状轻重不一，所有患者均有心悸、乏力、眩晕和憋闷等不适症状，少数病例可发生晕厥。晕厥可能是心率太快造成的心输出量下降所致的低血压引起，也可能是服用 β 受体阻滞剂后所致的低血压引起。患者的运动耐量明显下降，晚期轻微活动都可能受限。当患者直立体位，心动过速发生时，无体位性低血压。为控制心率，患者常须服用较大剂量的 β 受体阻滞剂和钙拮抗药，此时可出现这些药物的明显不良反应，如头晕、四肢无力等。中晚期患者可合并心律失常性心肌病、顽固性心力衰竭等，因而还可出现相应的急性肺水肿、心力衰竭、心源性休克等危重症状。此时心功能极度下降，射血分数（EF 值）常低于 30%，预后极差，短期病死率较高。

2.辅助检查

心电图检查可见窦性 P 波（I、II、aVF 导联直立，aVR 导联倒置，P-R 间期＞0.12s）规律出现，P-P 间期＜0.6s。

3.诊断要点

窦速指成人的窦性心律（以窦性 P 波为窦房结发放电激动的标志）＞100 次/分，是由窦房结病理改变或生理性电活动异常所致。窦速包括窦房结病理改变或生理性电活动异常所致窦速，如发热、感染、脱水、心力衰竭、血容量下降所致的窦速，窦房结生理性或病理性改变所致不适当窦速以及房结折返性心动过速。

4.鉴别诊断

房性阵发性心动过速与窦性阵发性心动过速的心电图鉴别。

（1）房性阵发性心动过速：P波多低小而不清晰，P-P规则，心房率在160～280次/分。

（2）窦性阵发性心动过速。

①一系列规则而快速（100～200次/分）的窦性P波，频率多不很快。

②起始与停止均为阵发性的。

③P波形态和方向与未发作时间窦性P波相同。

④可有窦性期前收缩，其联结间期与发作心动过速开始时联结间期相等，发作停止后的间歇可恰好等于一个窦性周期或更长。鉴别要点在于房性者其P波与窦性心律的P波不同。

5.治疗

寻找窦速的病因，针对病因进行治疗。病因治疗后，如需处理窦性心动过速，可选用下列药物。针对原因，大多数无须特殊治疗，如有心悸不适使用β受体阻滞剂如普萘洛尔（心得安），5～10mg，每日3次，若需迅速控制心率，可选用静脉制剂；不用使用β受体阻滞剂时，可选用维拉帕米（异搏定）40～80mg，每日3次。

（二）窦性心动过缓

成人窦性心律低于60次/分，称为窦性心动过缓。

1.临床表现

一般无症状，部分患者可有头晕、胸闷等。心脏听诊心率慢而规则。

2.辅助检查

心电图特征为窦性P波规律出现，P-P间距＞1.0s。

3.诊断要点

与迷走神经张力增高有关。常见于运动员和老年人。病理情况下，可见于颅内压增高、严重缺氧、低温、黏液性水肿、梗阻性黄疸、药物（β受体阻滞剂、维拉帕米、洋地黄、奎尼丁等）作用、病态窦房结综合征等。急性下壁心肌梗死亦常见窦性心动过缓。

4.治疗

治疗原则：生理性窦性心动过缓无须治疗，病理性应针对病因。

（1）窦性心动过缓如心率≥50次/分，无症状者，无须治疗。

（2）如心率显著减慢或症状明显者可选用阿托品0.3～0.6mg，每日3次口服；山莨菪碱5～10mg，每日3次口服或10～20mg加入500mL液体静脉滴注；异丙肾上腺素1mg加入500mL液体静脉滴注，但长期应用易发生严重不良反应，应考虑心脏起搏治疗。由药物引起者应酌情减量或停用。

（3）显著窦性心动过缓伴窦性停搏且出现晕厥者可考虑安装人工心脏起搏器。

（4）原发病治疗。

（5）对症、支持治疗。

二、期前收缩

（一）临床表现

期前收缩又称过早搏动，简称"早搏"，是最常见的异位心律。患者可无症状或有心悸、停搏感。听诊表现为提前出现的心搏，其后有一长间歇，期前收缩的第一心音增强，第二心音减弱，桡动脉搏动减弱或消失。期前收缩分为房性、房室交界性和室性，以室性最常见，其次为房性，房室交界性较少见。均常见于正常人，多与过于疲劳、精神紧张，以及过多吸烟、饮酒与浓茶及咖啡有关。在器质性心脏病中，房性期前收缩多见于有心房病变、心房增大或心衰的患者。房室交界性期前收缩常见于洋地黄中毒时，室性期前收缩常见于冠心病、心肌梗死、心肌病、高血压性心脏病、二尖瓣脱垂综合征、洋地黄或抗心律失常药的毒性反应、低血钾、心导管检查或心脏手术过程中。

（二）心电图检查

1.房性期前收缩

①提早出现的 P'波，其形态与窦性 P 波不同。②P'R 间期≥0.12s。③代偿间歇多为不完全性。④P'后的 QRS 多正常，亦可增宽和变形（室内差异传导）或 P'后无 QRS 波（过早的 P'波不能传入心室），此时如 P'波被 T 波掩盖，易误诊为窦性心动过缓或窦性停搏。

2.交界性期前收缩

①提早出现的 QRS 波，其形态正常或有室内差异传导。②QRS 波前后有时可见逆行 P'波，表现为 P'R 间期＜0.12s 或 RP'间期＜0.20s。③代偿间歇多为完全性。④交界性期前收缩发生传出阻滞时，心电图上表现为一长间歇。

3.室性期前收缩

①提早出现的畸形 QRS 波，其时限≥0.12s。②QRS 波前无相关的 P 波。③T 波与 QRS 主波方向往往相反。④代偿间歇为完全性。

（三）治疗

1.室上性期前收缩的治疗

房性或房室结性期前收缩，无论频率如何，无须治疗。对有症状者可给予苯二氮䓬类药物以解除焦虑，给β受体阻滞剂减弱心肌收缩力，以减轻期前收缩时心脏强烈收缩引起的不适。嘱患者戒除烟酒，避免饮茶或咖啡，避免过劳或睡眠不足，常可使期前收缩减少或消失。

2.室性期前收缩的临床评价与治疗

室性期前收缩非常多见。无器质性心脏病的室性期前收缩无临床意义，对患者的预后无影响，无明显症状的室性期前收缩，无应用抗心律失常药物的适应证。如室性期前收缩频发患者有症状，可给抗焦虑药物及β受体阻滞剂，并与室上性期前收缩的治疗一样，去除可能诱发室性期前收缩的因素。如果上述措施无效，也可短时间应用抗心律失常药物，包括美西律、普罗帕酮、莫雷西嗪等。因为患者心功能良好，应用这些药物一般不会产生严重心脏不良反应。由于这类室性期前收缩不影响患者预后，不宜应用心外不良反应多的胺碘酮治疗。

急性心肌梗死后 1~2 年,患者由于急性室性心律失常致猝死的危险性很大,但心肌梗死后的室性期前收缩不是预测患者发生猝死的指标,识别高危患者最重要的指标是左心功能不全,其他指标包括心室晚电位、心率变异性、QT 离散度、压力反射敏感性、窦性心律震荡及 T 波电交替等。虽然以上指标有助于识别急性心肌梗死后发生猝死的高危患者,但单项指标的阳性预测值低(<30%),复合指标可以提高阳性预测值,但对应该采用何种治疗并无提示价值。

三、阵发性室上性心动过速

(一)分型

室上性心动过速按发病机制主要分为五种类型:①房室结内折返性心动过速(AVNRT),在我国为第二常见的室上性心动过速,占 35%。②房室折返性心动过速(AVRT),或称为副束折返性心动过速(BTRT),在我国为最常见的室上性心动过速,占 55%。引起 AVRT 的副束可以兼有前传功能和逆传功能,表现为预激综合征;副束也可仅有逆传功能而无前传功能,即隐性副束,心电图上不出现预激图形。③窦房折返性心动过速(SANRT)。④房内折返性心动过速(IART)。⑤心房自律性心动过速(AAT)。后三者较少见,约合占 10%,均常伴有器质性心脏病及房室传导阻滞。前两者则大多数无器质性心脏病基础。

(二)临床表现

室上性心动过速发作突发突止,持续时间为数秒至数天,多为数小时。发作时患者突感心悸、心前区不适、头晕、咽喉部堵塞,常有尿意。发作时间长或心率过快者可有血压下降或晕厥,有器质性心脏病者可诱发心绞痛或心衰。听诊可闻快速、整齐的心律。颈静脉搏动与心率一致。

(三)心电图检查

(1)快速、规则的 QRS 波群,频率 150~240 次/分。

(2)QRS 波形态正常,但若伴有束支传导阻滞、室内差异传导或由预激综合征引起的逆向性房室折返性心动过速,则 QRS 增宽变形。

（3）P波与QRS波关系：AVNRT时P波多重合于QRS波内而不能看到或逆行P波紧接QRS波出现，在Ⅱ、Ⅲ、aVF导联呈假性S波，在V₁导联呈假性r波；在很少见的快慢型AVNRT，逆行P波在QRS波后较晚出现，靠近下一个QRS波。AVRT心电图亦表现为QRS波后逆行P波，RP'/P'R<1，但其RP'长于AVNRT的RP'，一般大于110ms。其余三型室上性心动过速P'出现在QRS波之前，RP'/P'R>1，P'R≥0.12s，SANRT的P'波形态类似窦性P波，IART或AAT的P'波与窦性P波不同，可直立、双相或倒置。

体表心电图鉴别各型室上性心动过速有时不易，需依靠心内电生理检查，食管心房调搏检查有时也可有较大帮助。

（四）治疗

1.刺激迷走神经

对AVNRT及AVRT有效，可中止发作。对IART和AAT无效，但可减慢心室率。方法有：①刺激咽部引起恶心、呕吐。②Valsalva动作（深吸气后屏气做呼气动作）。③Miiller动作（深呼气后屏气做吸气动作）。④按摩颈动脉窦：先按摩右侧5～10s，无效改按摩左侧；年老或脑血管病患者不宜用此法。

2.腺苷

腺苷6～12mg快速静脉注射可作为首选初始治疗药物。腺苷可中止房室结参与的AVNRT和AVRT。腺苷静脉注射可产生一过性的面部潮红和呼吸困难，也可引起一过性的严重心动过缓和房室传导阻滞。

3.维拉帕米或地尔硫䓬

维拉帕米5～10mg静脉注射或地尔硫䓬0.25～0.35mg/kg静脉注射能有效中止房室结参与的AVNRT与AVRT。

4.β受体阻滞剂

美托洛尔5mg稀释后缓慢静脉注射可有效中止AVNRT和AVRT，也可使房性心动过速的心室率减慢。β受体阻滞剂不作为阵发性室上性心动过速的首选药物。伴心功能不全或支气管痉挛的室上性心动过速不用β受体阻滞剂。

5.洋地黄

伴器质性心脏病或心功能不全者，宜选用洋地黄类药物。洋地黄类起效较慢。可予毛花苷丙 0.4mg 稀释后缓慢静脉推注，2h 后如无效再给 0.2mg。应用前先明确患者近期内未用过洋地黄。

6.升压药

升压药通过升高血压（达 160～180mmHg）刺激颈动脉窦和主动脉弓的压力感受器，反射性地兴奋迷走神经，可终止 AVNRT 和 AVRT。仅适用于室上性心动过速发作时伴有较明显低血压的患者。可用去氧肾上腺素（新福林）0.5～1mg 或甲氧明（甲氧胺）5～10mg，稀释后静脉推注。以收缩压不超过 160～180mmHg 为宜。一旦心动过速停止，应即停止用药。有器质性心脏病或高血压者不宜使用。

7.同步直流电复律

一般只在阵发性室上性心动过速伴心脏代偿不全的情况下才考虑同步直流电复律。用过洋地黄的患者不采用同步直流电复律，以避免引起严重的电击后室性心律失常。

8.起搏

对折返机制引起的室上性心动过速，如药物无效或对药物不能耐受，可经食管或心房内超速或程序刺激起搏，以中止心动过速发作。实际上临床极少使用此法。

9.预防发作

假如阵发性室上性心动过速偶然发作，患者耐受好，发作持续时间短，能自行终止或患者自行用手法可以终止，则不必用药物预防再发作，也可不急于射频消融治疗。假如患者室上性心动过速发作频繁或发作持续时间较长，患者症状较明显，则首选射频消融治疗，以根治室上性心动过速。AVRT 和 AVNRT 射频消融成功率很高，房性心动过速射频消融成功率稍低。阵发性室上性心动过速射频消融治疗不成功者，可选用非二氢吡啶类钙拮抗剂或 β 受体阻滞剂口服，以预防再发。

四、阵发性室性心动过速

室性心动过速是引起心脏性死亡特别是猝死的主要原因之一。它是一种较复杂的心律失常，种类繁多。不同类型的室性心动过速，其临床表现、诊断、预后及治疗有很大差异。

（一）持续性单形性室性心动过速

1.临床表现

持续性单形性室性心动过速是指室性心动过速发作时间≥30s（或在此之前因病情严重而需要紧急复律）且 QRS 波保持单一形态者。它具有突发突止的特点和反复发作的倾向。常见病因为冠心病、心肌梗死、扩张型心肌病、重症心肌炎等。一般所指的阵发性室性心动过速即为此型。症状的严重程度取决于室性心动过速的持续时间、心室率的快慢和原来心功能的状态。轻者有心悸、头晕、低血压，严重者出现心衰和休克，也可诱发或加重心绞痛，并可发展为心室颤动。听诊心率在 130～220 次/分，第一心音强弱不一，颈静脉可有"大炮波"，颈静脉搏动频率低于心室率。

2.心电图检查

（1）QRS 波呈单一形态、宽大畸形，频率为 130～220 次/分，节律规则或基本规则。

（2）房室分离，心室率快于心房率。

（3）有时可出现心室夺获及室性融合波。

3.治疗

（1）发作期治疗

①对宽 QRS 心动过速患者在未能做出鉴别诊断前应先按室性心动过速处理。

②当怀疑为持续性单形性室性心动过速并伴血流动力学异常，如出现低血压、休克、心衰、心绞痛、脑缺血时，无论处于抢救治疗的任何环节，都推荐在适当镇静后给予同步直流电击复律。

③持续性单形性室性心动过速不引起血流力学异常，可静脉注射胺碘酮、利多卡因或普鲁卡因胺。利多卡因经常无效，静脉推注胺碘酮或普鲁卡因胺更为有效。胺碘酮的负荷剂量是 10min 内给予 150mg。随后 6h 内每分钟滴注 1mg，再在随后的 18h 及其后的几天里每分钟滴注 0.5mg 维持。如室性心动过速不终止或复发，可重复给予负荷量。利多卡因的负荷剂量是 75～100mg，稀释后静脉推注，并于 10～15min 后重复 1 次，维持量为 1～

4mg/min，静脉滴注 36～48h。

④洋地黄中毒引起的室性心动过速除停药和补钾外，首选苯妥英钠静脉推注，也可给利多卡因，并同时给地高辛抗体静脉推注。

⑤室性心动过速是严重的心律失常，应严密观察并紧急治疗。应积极寻找和去除与发动和维持室性心动过速有关的因素，如心肌缺血、低血压、低钾血症、洋地黄中毒等。对伴有低血压或休克的患者，应合用拟交感胺类升压药物；对伴有心衰者应积极治疗心衰。这些措施可减少室性心动过速的复发。

（2）长期治疗

长期治疗的目的是预防心脏性猝死及有症状性室性心动过速复发。根据临床试验的结果，目前有几点是清楚的：①I 类抗心律失常能恶化患者的预后。②胺碘酮经验用药较心电生理检查指导下使用抗心律失常药物，患者有更好的生存率。③对经历过心肺复苏的患者或持续性室性心动过速导致了血流动力学受损及 LVEF<35% 的患者，安置 ICD 较使用胺碘酮有更好的生存率，是首选的治疗。对那些 LVEF 较高的患者，使用胺碘酮可能获得与 ICD 相似的生存率；对那些有指征但拒绝安置 ICD 的患者，经验性使用胺碘酮是最好的治疗；即使安置了 ICD，也应同时给予胺碘酮，以减少室性心动过速的发作。如果合用胺碘酮无效，也可合用索他洛尔、普鲁卡因胺或氟卡尼。

心脏性猝死是缺血性心肌病的临床表现之一。心脏性猝死患者尸检显示，90%患者存在冠心病，其中 75%患者合并有陈旧性心肌梗死。心肌梗死患者同时合并左心室功能低下或室性心律失常，猝死发生率更高。LVEF 值对心肌梗死后 2 年的猝死发生率有重要的预测作用。对于轻度至中度左心衰竭的患者，持续性室性心动过速或心室颤动导致的心脏性猝死是最主要的死亡原因。与之相比，重度心力衰竭患者心脏性猝死的比例较低。

心肌梗死后出现的室性心动过速或扩张性心肌病出现的室性心动过速应用射频消融治疗的效果不理想，加上这类室性心动过速预后差，因而射频消融治疗仅作为安置 ICD 的辅助治疗方法，用以减少室性心动过速发作及 ICD 放电的频率。对于心肌梗死后室性心动过速发作时，患者能够较好耐受，左心室功能良好而药物治疗无效的患者，射频消融或可作为一线治疗。

（二）非持续单形性室性心动过速

非持续单形性室性心动过速指单形性室性心动过速每次发作在 30s 内能自行终止者。此型室性心动过速在临床上最为常见，主要病因为扩张型和肥厚型心肌病、冠心病、心肌梗死及二尖瓣脱垂，也有部分患者原因不明。对无症状非高危性患者，特别是无明显器质性心脏病患者，可不做特殊治疗。对有症状非高危性患者，可应用 β 受体阻滞剂，β 受体阻滞剂对预防复发常常有效。对 β 受体阻滞剂无效者，IC 类及胺碘酮可能有效，但 IC 类药物应避免在有器质性心脏病特别是冠心病的患者长时间使用，以避免药物增加死亡率。对冠心病、心肌梗死引起者，应争取做冠状动脉再通术。非持续性室性心动过速并非 ICD 的适应证，如果非持续性室性心动过速发生在陈旧性心肌梗死其左心功能受损、LVEF≤40% 的患者，应积极考虑植入 ICD，因为这类非持续性室性心动过速患者是发生心脏性猝死的高危患者。

（三）特发性室性心动过速

特发性室性心动过速是发生于无明确心脏病，亦无致心律失常因素存在基础上的室性心动过速，占室性心动过速的 7%～10%，常见于年轻人。多数患者症状轻微，预后大多良好。根据起源部位，又可分为"右心室特发性室性心动过速"和"左心室特发性室性心动过速"。右心室特发性室性心动过速临床上较常见，约占特发性室性心动过速的 70%，大多起源于右心室流出道室间隔，其特征为：①多表现为反复短阵的单形性室性心动过速，发作小于 30s，少数也可表现为持续单形性室性心动过速。②室性心动过速发作时 QRS 呈左束支传导阻滞图形伴电轴正常或右偏。③非发作期间常有同形的室性期前收缩。④易被运动或异丙肾上腺素诱发。⑤刺激迷走神经的动作及腺苷可中止室性心动过速。左心室特发性室性心动过速占特发性室性心动过速的 30%，其特点为：多表现为持续单形性室性心动过速，发作大于 30s；室性心动过速发作时 QRS 呈右束支传导阻滞伴电轴左偏（起源于左心室下部中间隔左后分支附近）或右偏（起源于左心室基底部）；非发作期间多无期前收缩，心电图正常；易被程序刺激诱发，有时也可被异丙肾上腺素诱发；腺苷很少能中止室性心动过速发作。

β受体阻滞剂及维拉帕米能抑制右心室特发性心动过速，亦可使用腺苷中止发作。对左心室特发性室性心动过速，药物治疗首选维拉帕米，可中止室性心动过速和预防发作。频发的特发性室性心动过速亦可首选射频消融治疗。

（四）束支折返性室性心动过速

本病为束支间的大折返，激动沿右束支前向传导，后经左束支逆向传导。心电图上QRS时限≥0.12s，多呈左束支传导阻滞图形。室性心动过速有时激动沿左束支前向传导，经右束支逆向传导，则心电图呈右束支传导阻滞图形，但少见。电刺激可诱发，记录希氏束、右束支和左束支电图可以确诊。此型室性心动过速多见于扩张型心肌病，也见于冠心病和左束支传导障碍者，大多伴有较严重的心功能受损，心率快，患者最终死于心力衰竭，也有猝死危险。药物治疗大多无效。首选射频消融治疗，消融右束支可根治此型室性心动过速；亦可经手术放射状切除束支根治。

（五）右心室发育不良性室性心动过速

右心室发育不良心肌病又称为致心律失常性右心室发育不良（ARVD）。病理改变为右心室发育不良，部分或全部右心室肌被纤维或脂肪组织代替，局部区域心肌可薄如羊皮纸。病变常累及右心室流出道、心尖及三尖瓣下方，构成所谓"发育不良三角"，在这些部位易形成折返产生室性心动过速。本病室性心动过速的特点是：①发作室性心动过速时QRS波常呈完全性左束支传导阻滞图形。②窦性心律时胸前导联（$V_1 \sim V_4$）T波倒置，QRS波终末部与ST段交界处出现切迹，亦称为Epsilon波，V_1导联呈右束支阻滞图形。③常可记录到心室晚电位。④心脏程序刺激可诱发和终止室性心动过速。本型室性心动过速的药物治疗基本同持续单形性室性心动过速。也可试行右心室内射频消融术或外科手术（单处或多处心室切开术），但射频消融术不易成功。虽然至今尚无相关的临床试验，但由于病程的进行性和不良的预后，安装ICD可能优于药物治疗。

（六）尖端扭转型室性心动过速

尖端扭转型室性心动过速专指由QT间期延长引起的多形性室性心动过速。室性心动过速时形态、振幅不一的快速 QRS 波的极性围绕心电图基线发生扭转，频率达到 200~250 次/分，发作间歇期心电图 QT 间期明显延长，U 波巨大并与 T 波融合。室性心动过速反复发作又自行终止，临床上表现为反复发作性晕厥，易进展为心室颤动致猝死。

1.长 QT 综合征

长 QT 综合征是一种遗传性心律失常疾病，属于离子通道病，有关离子通道异常在长 QT 综合征发病中的作用研究已取得很大的进展。基因突变主要导致各离子通道 α 亚单位异常。长 QT 综合征主要有两种形式：一种称为罗马诺—沃德综合征，为常染色体显性遗传，听力正常；另一种称为耶韦尔和朗格—尼尔森综合征，为常染色体隐性遗传，伴先天性神经性耳聋。

长 QT 综合征的临床表现变化很大，可以表现为显著的 QT 延长伴反复发作性晕厥，也可以表现为 QT 间期仅略延长且无心律失常及晕厥发作。尖端扭转型室性心动过速的发作常由体力活动或情绪激动所诱发。症状通常在 20 岁前出现。

治疗要点包括：①由于心律失常发作与交感兴奋有关，β 受体阻滞剂为治疗首选药物，可使病死率明显降低，即使对无晕厥及复杂室性心律失常发作、无猝死家族病史的患者，也主张应用 β 受体阻滞剂。②对有房室传导阻滞或心动过缓或长间歇依赖的室性心动过速患者，安装永久起搏器有良好效果，应与 β 受体阻滞剂合用。③药物治疗无效的患者，可做左侧交感神经节切除。④室性心动过速持续发作时需电击中止。⑤平时禁用儿茶酚胺类及能延长复极的药物。⑥对有晕厥发作的患者应安置 ICD 以预防心脏猝死，对这类患者，ICD 除了电击除颤功能外，还能通过持续起搏预防心动过缓或长间歇的发生。⑦无晕厥发作但有家族性猝死病史的高危患者是否安置 ICD 仍有争议，但对这类患者安置 ICD 为预防猝死提供了保障。

2.获得性 QT 间期延长的尖端扭转型室性心动过速

QT 间期延长由药物如抗心律失常药（IA、IC、III 类）、吩噻嗪类药、三环和四环类抗抑郁药引起，已知可致 QT 间期延长的药物达 50 余种。QT 间期延长也可由电解质异常如低血钾、低血镁引起。患者常伴基础心率过慢，室性心动过速由长短间歇诱发，即长间歇后的提早心动引起发作，因此获得性 QT 间期延长的尖端扭转型室性心动过速又称长间歇依赖型尖端扭转型室性心动过速。治疗要点包括：①纠正或解除病因。②提高基础心率，使心室复极差异缩小，可用临时性心房或心室起搏或静脉滴注异丙肾上腺素，使心率>110 次/分，在房室传导正常的患者，以心房起搏效果最好。③补钾及补镁为重要治疗措施。补镁用硫酸镁 2g，稀释至 40mL 后缓慢静脉推注，继以 8mg/分静脉滴注。④禁用 IA、IC 及 III 类抗心律失常药，可试用 IB 类药。⑤因本型室性心动过速有反复发作的特点，一般仅于持续发作引起阿-斯综合征时才采用直流电复律。

（七）QT 间期正常的多形性室性心动过速

多形性室性心动过速的心电图表现与尖端扭转型室性心动过速相似，但尖端扭转型室性心动过速特指由 QT 间期延长引起者。多形性室性心动过速血流动力学障碍严重，凶险，猝死率高。

1.儿茶酚胺敏感性多形性室性心动过速

这是一种少见的遗传性室性心动过速，发生于儿童或少年，无明显的器质性心脏病。本病的主要症状是晕厥或"夭折的"猝死。约 30%的患者有家族猝死病史或由紧张诱发的晕厥。患者对运动的典型反应是最初的窦性心动过速和室性期前收缩，继而出现短暂的单型或双向性室性心动过速，如继续运动则最终出现多形性室性心动过速。治疗措施包括应用 β 受体阻滞剂和安置 ICD。

2.Brugada 综合征

Brugada 综合征指患者的心电图上有典型的 Brugada 波并伴发多形性室性心动过速、心室颤动或猝死。Brugada 综合征属于遗传性基因突变所致的离子通道疾病。特征性的 Brugada 波在右胸前 $V_1 \sim V_3$ 导联中 1 个或 1 个以上的导联出现，表现为三种类型：①ST 段下斜型抬高或呈穹窿型抬高。②ST 段呈马鞍型抬高。③ST 段呈低马鞍型抬高。只有 1 型 Brugada 波才有肯定的诊断价值，仅有 2 型或 3 型 Brugada 波者，只有在 I 类钠通道阻滞剂（最常用阿义马林）做药物激发试验获得 1 型 Brugada 波时，才有诊断意义。

Brugada 综合征的危险分层很重要，自发出现的 1 型 Brugada 波是一个危险因素，发生心律失常事件的风险远高于药物诱发后才出现 1 型 Brugada 波的患者。心脏电生理检查诱发持续的室性心律失常是最强的危险因素，发生猝死的风险远高于不能诱发出室性心动过速、心室颤动者。

ICD 是唯一已证实对 Brugada 综合征治疗有效的方法。对有过猝死、猝死先兆和晕厥的患者，都需植入 ICD 进行二级预防。

3.联律间期极短的多形性室性心动过速

发病机制与触发活动有关。临床特点为：①反复发作多形性室性心动过速，但常无器质性心脏病证据，临床表现为心悸、眩晕、晕厥，反复发作可致猝死。②单个室性期前收缩或诱发室性心动过速的室性期前收缩均显示极短的联律间期，通常在 280～320ms。③基础心律的 QT 间期、T 波和 U 波形态均正常。④交感神经兴奋药物无效且可能加重发作。治疗首选维拉帕米，对终止及预防发作均十分有效。持续发作需直流电复律，药物治疗无效者可安置自动心脏除颤器。

4.其他

心肌缺血、原发性心肌病、二尖瓣脱垂、心室肥厚等也可能引起正常 QT 间期的多形性室性心动过速。

（八）短 QT 综合征

短 QT 综合征是近年来提出的临床及心电图综合征。短 QT 综合征是一种与遗传相关的原发性心电疾病,与编码钾离子通道的基因突变有关。目前多数学者建议将 QT 间期≤330ms 作为短 QT 综合征的心电图诊断标准。约半数以上短 QT 综合征患者胸前导联表现高度对称的 T 波，并常有 ST 段缺失。短 QT 综合征患者常伴有阵发性心房颤动，最严重的后果是伴发室性心动过速、心室颤动时导致猝死。目前，植入 ICD 转复恶性心律失常是治疗短 QT 综合征的有效方法。对不能植入 ICD 者可以应用奎尼丁治疗，奎尼丁能延长 QT 间期至正常范围，但奎尼丁的长期疗效尚在观察中。

（九）双向性室性心动过速

心电图表现为快速、规则、增宽的 QRS 波群，其主波方向上下交替，V_1 导联呈左、右束支阻滞图形交替，肢体导联呈 QRS 波电轴左偏与右偏交替。本型室性心动过速多见于洋地黄中毒，尤其见于老年患者或有严重心肌疾病的洋地黄中毒，预后不良。治疗可给予地高辛结合抗体，并给予利多卡因、钾剂及 β 受体阻滞剂等治疗。

五、房室传导阻滞

房室传导阻滞（AVB）指房室交界区脱离了生理不应期后，心房冲动传导延迟或不能传导至心室。按程度分为一度、二度、三度。阻滞部位可发生在房室结、希氏束及束支等不同的部位。该类心律失常病因广泛，包括急性心肌梗死、病毒性心肌炎、急性风湿热、心肌病、先天性心脏病、洋地黄等药物过量、传导系统的退行性病变和迷走神经张力增高等。

（一）临床表现

1.症状

（1）一度房室传导阻滞：无自觉症状，可仅有第一心音减弱。需依赖心电图诊断。

（2）二度房室传导阻滞：心室率较慢时，可有心悸、头晕、乏力等症状。如仅偶有下传脱落，患者可无症状。

二度房室传导阻滞可进一步按心电图区分为 I 型及 II 型。I 型常可逆且预后通常较好，II 型大多数不可逆，且预后险恶，可骤然进展为高度阻滞，发生阿-斯综合征，甚至病死。

（3）三度或完全性房室传导阻滞：

①常有心悸，自觉心脏跳动缓慢，眩晕、乏力，易致晕厥。有时有心力衰竭或阿-斯综合征。

②心搏慢而规则，20～40 次/分。第一心音轻重不等，有"大炮音"。收缩压增高，舒张压减低，脉压增大，运动或注射阿托品后，心室率不加速或加速甚少。

2.体征

（1）有基础心脏疾病的有关症状与体征。

（2）一度 AVB 听诊可无明显体征或第一心音低钝；二度 I 型 AVB 者，听诊可发现第一心音逐渐减弱并有心搏脱漏；二度 II 型 AVB 听诊时，亦有间歇性心搏脱漏，但第一心音强度恒定；三度 AVB 听诊时，心室率较为缓慢（35～60 次/分），听诊可发现第一心音强弱不等，以及心房音、"大炮音"。另外，因心室率慢，心脏每搏量增加，主动脉瓣区可闻及收缩期杂音，收缩期血压也常代偿性升高。

（二）辅助检查

1.心电图检查

（1）一度 AVB：P-R 间期延长＞0.2s，每个心房冲动都能传导到心室。

（2）二度 AVB：分为二度 I 型和二度 II 型。二度 I 型表现为 P-R 间期进行性延长，直至一个 P 波受阻不能下传心室；相邻的 R-R 间期进行性缩短，直至一个 P 波不能下传心室；包括受阻 P 波在内的 R-R 间期小于正常窦性 P-P 间期的两倍。二度 II 型表现为 P-R 间期不变，心房冲动传导突然阻滞，下传的 P-R 间期正常或延长，但有周期性 P 波受阻不能下传心室；包括受阻 P 波在内的 R-R 间期等于正常窦性 R-R 间期的两倍或整数倍。

（3）三度 AVB：全部心房冲动均不能传导心室，心房与心室活动各自独立，互不相干；心房率快于心室率，心房冲动来自窦房结或心房异位节律（房速、心房扑动或心房颤动）；心室起搏点通常在阻滞部位稍下方，如位于希氏束及其近邻，心室率在 40～60 次/分，QRS 波群正常，心律亦较稳定，如位于室内传导系统的远端，心室率可＜40 次/分，QRS 波群增宽，心室率亦常稳定。

2.心脏电生理检查

可对房室传导阻滞定位，A-H 阻滞为心房—房室结或房室结阻滞；H 波增宽或分裂为 H'为希氏束阻滞，H-V 阻滞为房室结—希氏束及束支水平阻滞。阻滞点位于希氏束上部，QRS 波形态多为正常；阻滞部位低，则 QRS 波形态畸形增宽，心率仅 35 次/分左右，且不稳定，常可出现长间歇。

3.动态心电图检查

能较长时间观察房室传导的变化，可发现在不同时间不同的房室传导阻滞，故对间歇房室传导阻滞者有诊断意义。

4.超声心动图检查

可发现基础心脏病的征象。

（三）诊断要点

（1）有典型的症状，即由于心室率过慢或长间歇停搏使心排出量减少导致不同程度的脑、心、肾等脏器供血不足的临床表现。

（2）心电图及派生心电图检查确诊。

（3）排除了迷走神经张力增高、药物、电解质紊乱等因素的影响。

（四）鉴别诊断

应与病窦综合征相鉴别。根据典型心电图改变并结合临床表现，不难做出诊断。为估计预后并确定治疗，尚需区分生理性与病理性房室传导阻滞、房室束分支以上阻滞和三分支阻滞以及阻滞的程度。

（五）治疗

一度和二度 I 型房室传导阻滞可能与迷走神经张力增高有关，无须特殊治疗；二度 II 型和三度房室传导阻滞心室率过慢，应该安装临时或永久心脏起搏器稳定病情。

1.一般治疗

房室束分支以上的阻滞形成的一度或二度 AVB，并不影响血流动力学，主要采用针对病因的治疗。房室传导阻滞常见于急性下壁心肌梗死、病毒性心肌炎、急性风湿热、心肌病、洋地黄中毒、传导系统退行性变、心脏介入检查治疗时以及心脏外科手术损伤等。若心室率不慢，无临床表现，无须特殊治疗。各种心肌炎、心脏直视手术损伤或急性心肌梗死引起的 AVB，可试用糖皮质激素治疗；解除迷走神经过高张力，停用相关药物，纠正电解质失调。

2.药物治疗

二度 II 型和三度房室传导阻滞心室率过慢（<40 次/分）或有血流动力学障碍，应积极治疗；QRS 波呈室上性，可立即给予阿托品；宽大畸形的 QRS 波群应用阿托品无效，可立即给予异丙肾上腺素静脉滴注治疗，必要时须安装临时或永久心脏起搏治疗，尤其是心

脏手术后出现者，应该积极处理，以防心室率进一步减慢，导致严重不良后果。

（1）心率较慢者，可用异丙肾上腺素 5～10mg，每 4h 一次，舌下含服；预防或治疗房室传导阻滞引起的阿-斯综合征发作，可用异丙肾上腺素 3～5mg 加入 5%葡萄糖注射液 500mL 中静脉滴注，一般维持心率在 60～70 次/分。用药过量不仅不能明显增加心率，反而会使传导阻滞加重，而且能导致快速性室性心律失常。

（2）阿托品 0.3mg，每 4h 一次口服，适用于房室束分支以上的阻滞，尤其是迷走神经兴奋过高者，必要时可用阿托品 1～2mg，皮下注射或静脉注射。不良反应有口干、视物模糊、尿潴留、疲乏、嗜睡等，严重时可有瞳孔散大、皮肤潮红、心率加快、兴奋不安、幻觉、谵妄甚至惊厥、昏迷、呼吸麻痹等。心功能不全、前列腺增生者慎用，青光眼、器质性幽门梗阻、肠梗阻等患者禁用。

（3）氨茶碱 0.1g，每日 3 次，口服；亦可用氨茶碱 0.25g 加入 5%葡萄糖注射液 500mL 中静脉滴注，4h 滴完，每日 1 次，睡前可加服氨茶碱缓释片 0.2g。该药可引起恶心、呕吐、食欲缺乏、胃部不适、失眠、心率增快等不良反应，静脉给药太快或浓度过高可引起心律失常、惊厥、血压骤降甚至死亡，低血压、休克、急性心肌梗死者忌用。

3.起搏器治疗

（1）临时起搏器：急性心肌梗死、急性心肌炎、药物中毒或电解质紊乱、心脏外科手术后引起的二度 II 型以上的 AVB 均可临时起搏治疗。

（2）永久起搏器：有症状的三度 AVB 是绝对适应证，无症状的三度 AVB 则是相对适应证。有症状的二度 I 型、二度 II 型亦是永久起搏的绝对适应证，无症状的二度 II 型 AVB 为相对适应证。无症状的二度 I 型不主张安置起搏器。

（3）选择性起搏：选择的起搏模式有 VVI、VVD、VAT、DDD。如窦性心律尚可，主张选用 VDD、VAT；伴有心房颤动则首选 VVI；窦性心律不稳定宜选择 VVI、DDD。总之，在患者经济条件许可的情况下，应尽量选择符合生理要求的起搏模式。

第二节　高血压

近年来，随着社会经济发展，人们的生活方式发生巨大变化。受高盐饮食、人口老龄化、肥胖及缺乏运动等因素影响，我国人群高血压发病率呈快速增长，高血压成为脑卒中、心血管疾病的最主要危险因素。

一、高血压合并多种危险因素

与 20 年前相比，高血压的风险发生较大变化。一是单纯高血压的比例下降；二是合并多种危险因素者逐渐增多，包括高同型半胱氨酸血症、肥胖、血脂异常、糖尿病、高尿酸血症、心率增快等。

（一）高血压合并高同型半胱氨酸血症（H 型高血压）

同型半胱氨酸（Hcy）与心脑血管事件呈连续、线性正相关；与 Hcy$<10\mu$mol/L 比较，Hcy 升高（$\geq10\mu$mol/L）显著增加脑卒中风险；同时，高血压和 Hcy 升高（$\geq10\mu$mol/L）在导致脑卒中风险上具有协同作用；《中国高血压防治指南（2010 年版）》将 Hcy$\geq10\mu$mol/L 列为高血压患者的重要危险因素。中国高血压人群中 Hcy10～15μmol/L 及$\geq15\mu$mol/L 的比例分别约为 50% 和 25%；另外，高血压患者合并 Hcy10～15（HR0.78；95%CI：0.63～0.98）μmol/L 及≥15（HR0.74；95%CI：0.57～0.98）μmol/L 时，使用依那普利叶酸片同时降压和补充叶酸，较单纯使用依那普利能进一步显著降低脑卒中风险。基于上述证据，2016 年《H 型高血压诊断与治疗专家共识》将 H 型高血压定义为伴有 Hcy$\geq10\mu$mol/L 的高血压。H 型高血压筛查可以鉴别脑卒中高危人群，现有证据表明，使用依那普利叶酸片降压和补充叶酸，较单纯降压能进一步有效降低 H 型高血压导致的脑卒中风险。德国、澳大利亚、瑞士同型半胱氨酸协会推荐 Hcy$<10\mu$mol/L 为安全水平。

（二）高血压与肥胖

近 20 年来，肥胖和高血压的患病率在全球均呈显著上升趋势，二者常合并存在，肥胖既可增加高血压患者的血压控制难度，也促进多重心血管代谢危险因素的聚集，加重了对心脑血管的损害。美国心脏协会/美国心脏病学会（AHA/ACC）自 2003 年以来发表了一系列有关肥胖的评估与防治，以及其与心血管病关系的声明与指南。欧洲高血压学会（ESH）肥胖工作组于 2009—2011 年发表了关于肥胖相关性高血压靶器官损害、减重治疗的降压效应及减肥药物心血管影响的述评；2012 年与欧洲肥胖研究学会（EASO）发布了肥胖和难治性高血压的声明。2013 年美国高血压学会（ASH）与美国肥胖协会联合发布了关于肥胖性高血压病理生理机制、心血管病风险及治疗的立场声明。2013 年 AHA/ACC/TOS（肥胖学会）推出了《成人超重与肥胖管理指南》，《中国高血压防治指南（2010 年版）》中指出，肥胖合并高血压和糖/脂代谢异常是国人代谢综合征的最主要表现形式（84.2%）。鉴于肥胖相关性高血压患病率高、危害大，其评估与防治有特殊性，2016 年，中华医学会心血管病学分会高血压学组制定了《肥胖相关性高血压管理的中国专家共识》，对肥胖相关性高血压的现状、病理生理学机制、诊断与评估、治疗与管理等进行了总结，为中国肥胖相关性高血压的诊治提供临床指导性建议。

（三）高血压合并糖尿病

高血压与糖尿病是心血管系统最主要的两个危险因素，两者并存时风险显著增加。中国糖尿病的患病人数为 1.1 亿左右，另有 5 亿左右空腹血糖受损、糖耐量异常患者。近年，涉及高血压合并糖尿病的研究逐渐增多。

有研究比较了糖尿病与非糖尿病中国患者在不同血压水平发生卒中、冠心病的风险。2005—2009 年间，中国 12 个省份 42959 例 35～70 岁患者，其中，38975 例（90.7%）未患糖尿病，3984 例（9.3%）患糖尿病。分为高血压组、正常高值血压组和正常血压组三组和收缩压、舒张压五分位数组。在糖尿病患者中，与正常血压组相比，高血压组卒中风险升高（OR3.03；95%CI：1.47～6.25）、冠心病风险升高（OR2.21；95%CI：1.45～3.38）。在非糖尿病组也得到相似结果。而糖尿病、非糖尿病患者中，正常高值血压组和正常血压组患者的卒中或冠心病的风险无显著差别。当收缩压高于 125mmHg 或舒张压高于 72mmHg 时，冠心病和卒中的风险在非糖尿病患者中显著提高，而在糖尿病患者中未见相同水平的提高。高血压可使冠心病的发病风险升高 2 倍、使卒中发病风险升高 3 倍；高血压的此作用与患者是否患糖尿病无关。糖尿病高血压患者需要一种更加综合的策略来评估心血管疾病的发生风险。

（四）高尿酸血症在高血压的发生发展中起重要作用

高血压是心血管疾病最重要的危险因素。随着流行病学和循证医学证据的累积，高尿酸血症（HUA）也作为心血管病的危险因素之一渐受关注。高血压与 HUA 通常并存，相互影响、相互作用，共同增加冠状动脉粥样硬化性心脏病、心力衰竭及肾功能不全等心血管事件风险，因此应重视高血压患者的 HUA 的筛查和管理。

（五）高血压与高脂血症

高血压与高脂血症合并存在越来越多，两者之间的关系不清。β 肾上腺素受体（ADRB2）的基因多态性（SNP）与不同种族的脂质特性或高脂血症有关，一项研究探索了 ADRB2 基因多态性与中国高血压伴高脂血症患者的相关性。783 名高血压患者入选医院回顾性研究。检测 ADRB2 的三种多态性（C-47T、A46G 和 C79G）。研究表明，ADRB2-SNPs 可能是中国高血压患者血脂异常的遗传危险因素。

二、诊断性评估

诊断性评估的内容包括以下三个方面：①确定血压水平及其他心血管危险因素；②判断高血压的原因，明确有无继发性高血压；③寻找靶器官损害以及相关临床情况，从而做出高血压病因的鉴别诊断和评估患者的心血管风险程度，以指导诊断与治疗。

（一）病史

1.家族史

询问患者有无高血压、糖尿病、血脂异常、冠心病、脑卒中或肾脏病的家族史。

2.病程

患高血压的时间、血压最高水平、是否接受过降压治疗及其疗效与不良反应。

3.症状及既往史

目前及既往有无冠心病、心力衰竭、脑血管病、外周血管病、糖尿病、痛风、血脂异常、支气管哮喘、睡眠呼吸暂停综合征、性功能异常和肾脏疾病等症状及治疗情况。

4.有无提示继发性高血压的症状

如肾炎史或贫血史，提示肾实质性高血压；有无肌无力、发作性软瘫等低血钾表现，提示原发性醛固酮增多症；有无阵发性头痛、心悸、多汗，提示嗜铬细胞瘤。

5.生活方式

膳食蛋白、脂肪、盐、酒摄入量，吸烟支数、体力活动量以及体重变化等情况。

6.药物引起高血压

是否服用使血压升高的药物，如口服避孕药、甘珀酸、滴鼻药、可卡因、安非他明、类固醇、非甾体类抗炎药、促红细胞生长素、环孢素以及中药甘草等。

7.心理—社会因素

包括家庭情况、工作环境、文化程度及有无精神创伤史。

（二）体格检查

仔细的体格检查有助于发现继发性高血压的线索和靶器官损害情况。体格检查包括：正确测量血压和心率，必要时测定立卧位血压和四肢血压；测量体重指数（BMI）、腰围及臀围；观察有无库欣面容、神经纤维瘤性皮肤斑、甲状腺功能亢进性突眼征或下肢水肿；听诊颈动脉、胸主动脉、腹部动脉和股动脉有无杂音；触诊甲状腺；全面的心肺检查；检查腹部有无肾脏增大（多囊肾）或肿块，检查四肢动脉搏动和神经系统体征。

（三）实验室检查

1.基本项目

血生化（钾、空腹血糖、血清总胆固醇、三酰甘油、高密度脂蛋白胆固醇、低密度脂蛋白胆固醇和尿酸、肌酐）；同型半胱氨酸；全血细胞计数、血红蛋白和血细胞比容；尿液分析（尿蛋白、糖和尿沉渣镜检）；心电图。

2.推荐项目

24h 动态血压监测（ABPM）、超声心动图、颈动脉超声、餐后血糖（当空腹血糖≥6.1mmol/L 时测定）、尿白蛋白定量（糖尿病患者必查项目）、尿蛋白定量（用于尿常规检查蛋白阳性者）、眼底检查、胸片、脉搏波传导速度（PWV）以及踝臂血压指数（ABI）等。

3.选择项目

对怀疑继发性高血压的患者，根据需要可以分别选择以下检查项目：血浆肾素活性、血和尿醛固酮、血和尿皮质醇、血游离甲氧基肾上腺素（MN）及甲氧基去甲肾上腺素（NMN）、血和尿儿茶酚胺、动脉造影、肾和肾上腺超声、CT 或 MRI、睡眠呼吸监测等。对有并发症的高血压患者进行相应的脑功能、心功能和肾功能检查。

（四）血压测量

血压测量是评估血压水平、诊断高血压以及观察降压疗效的主要手段。目前，在临床和人群防治工作中，主要采用测量诊室血压、动态血压以及家庭血压 3 种方法。

诊室血压由医护人员在诊室按统一规范进行测量，目前仍是评估血压水平和临床诊断高血压并进行分级的常用方法。动态血压监测（ABPM）则通常由自动的血压测量仪器完成，测量次数较多，无测量者误差，可避免白大衣效应，并可测量夜间睡眠期间的血压，因此，既可更准确地测量血压，也可评估血压短时变异和昼夜节律。家庭血压监测（HBPM）通常由被测量者自我完成，这时又称自测血压或家庭自测血压，但也可由家庭成员等协助完成，也可以避免白大衣效应。家庭血压监测还可用于评估数日、数周甚至数月、数年血压的长期变异或降压治疗效应，有助于增强患者的参与意识，改善患者治疗的依从性。

诊室血压与动态血压相比更易实现，与家庭血压相比更易控制质量，是目前评估血压水平的主要方法。但如果能够进行 24h 动态血压监测，可以 24h 动态血压为诊治依据。

（五）评估靶器官损害

高血压患者靶器官（心、脑、肾或血管等）损伤的识别，对于评估患者的心血管风险，早期积极治疗具有重要意义。在高血压到最终发生心血管事件的整个疾病过程中，亚临床靶器官损伤是极其重要的中间环节。

1.心脏

心电图检查可以发现左心室肥厚、心肌缺血、心脏传导阻滞或心律失常。近来有报道，aVL 导联 R 波电压与左心室重量指数密切相关，甚至在高血压不伴有心电图左心室肥厚时，也可以预测心血管事件的发生。胸部 X 线检查可以了解心脏轮廓、大动脉及肺循环情况。

超声心动图在诊断左心室肥厚和舒张期心力衰竭方面优于心电图。必要时可采用其他诊断方法：心脏磁共振成像（MRI）和磁共振血管造影（MRA）、计算机断层扫描冠状动脉造影（CTA）、心脏放射性核素显像、运动试验或冠状动脉造影等。

2.血管

颈动脉内膜中层厚度（IMT）和粥样斑块可独立于血压水平预测心血管事件。研究证实，脉搏波传导速度（PWV）增快是心血管事件的独立预测因素。踝/臂血压指数（ABI）能有效筛查外周动脉疾病，评估心血管风险。

3.肾脏

肾脏损害主要根据血清肌酐升高、估算的肾小球滤过率（eGFR）降低或尿白蛋白排出量（UAE）增加来诊断。微量白蛋白尿是心血管事件的独立预测因素。高血压患者，尤其合并糖尿病患者应定期检查尿白蛋白排泄量，24h 尿白蛋白排泄量或晨尿白蛋白/肌酐比值为最佳，随机尿白蛋白/肌酐比值也可接受。估算的肾小球滤过率（eGFR）是判断肾脏功能的简便而且敏感的指标，eGFR 降低与心血管事件发生之间存在着强相关性。血清尿酸水平增高对心血管风险可能也有一定的预测价值。

4.眼底

视网膜动脉病变可反映小血管病变情况。常规眼底镜检查的高血压眼底改变，按KeithWagener 和 Backer 四级分类法，3 级或 4 级高血压眼底对判断预后有价值。

5.脑

头颅 MRA 或 CTA 有助于发现腔隙性病灶或脑血管狭窄、钙化和斑块病变。经颅多普勒超声（TCD）对诊断脑血管痉挛、狭窄或闭塞有一定帮助。目前认知功能的筛查评估主要采用简易精神状态量表（MMSE）。

三、高血压分类与分层

（一）按血压水平分类

目前采用正常血压（收缩压＜120mmHg 和舒张压＜80mmHg）、正常高值[收缩压 120～139mmHg 和（或）舒张压 80～89mmHg]和高血压[收缩压≥140mmHg 和（或）舒张压≥

90mmHg]进行血压水平分类。以上分类适用于男女性，18 岁以上任何年龄的成人。

高血压定义为在未使用降压药物的情况下，非同日 3 次测量血压，收缩压≥140mmHg 和（或）舒张压≥90mmHg。收缩压≥140mmHg 和舒张压＜90mmHg 为单纯性收缩期高血压。患者既往有高血压史，目前正在使用降压药物，血压虽然＜140/90mmHg，也诊断为高血压。根据血压升高水平，又进一步将高血压分为 1 级、2 级和 3 级。

（二）按心血管风险分层

脑卒中、心肌梗死等严重心脑血管事件是否发生、何时发生难以预测，但应当评估。高血压及血压水平是影响心血管事件发生和预后的独立危险因素，但并非唯一决定因素。高血压患者的诊断和治疗不能只根据血压水平，必须对患者进行心血管风险的评估并分层。高血压患者的心血管风险分层有利于确定启动降压治疗的时机，有利于采用优化的降压治疗方案，有利于确立合适的血压控制目标，有利于实施危险因素的综合管理。

四、鉴别诊断

在确诊高血压之前，应排除各种继发性高血压。继发性高血压在高血压人群中约占 10%；常见病因为肾实质性高血压、内分泌性高血压、肾血管性高血压和睡眠呼吸暂停综合征。由精神心理问题而引发的高血压也时常见到。

（一）肾实质性高血压

病因为原发性或继发性肾脏实质病变，是常见的继发性高血压之一，其血压升高常为难治性，是青少年高血压急症的主要病因。常见的肾脏实质性疾病包括急慢性肾小球肾炎、多囊肾；慢性肾小管-间质病变（慢性肾盂肾炎、梗阻性肾病）。代谢性疾病肾损害（痛风性肾病、糖尿病肾病）。系统性或结缔组织疾病肾损害（狼疮性肾炎、硬皮病）。也少见于遗传性肾脏疾病（Liddle 综合征）、肾脏肿瘤（肾素瘤）等。

肾实质性高血压的诊断依赖于：①肾脏实质性疾病病史：蛋白尿、血尿及肾功能异常多发生在高血压之前或同时出现；②体格检查往往有贫血貌、肾区肿块等。常用的实验室检查包括：血、尿常规；血电解质、肌酐、尿酸、血糖、血脂测定；24h 尿蛋白定量或尿白蛋白/肌酐比值（ACR）、12h 尿沉渣检查，如发现蛋白尿、血尿及尿白细胞增加，则需进一步行中段尿细菌培养、尿蛋白电泳、尿相差显微镜检查，明确尿蛋白、红细胞来源及排除感染；肾脏B超：了解肾脏大小、形态及有无肿瘤，如发现肾脏体积及形态异常或发现肿物，则需进一步做肾脏CT/MRI以确诊并查病因；眼底检查；必要时应在有条件的医院行肾脏穿刺及病理学检查。肾实质性高血压需与高血压引起的肾脏损害和妊娠高血压相鉴别，前者肾脏病变的发生常先于高血压或与其同时出现，血压水平较高且较难控制、易进展为恶性高血压，蛋白尿/血尿发生早，程度重、肾脏功能受损明显。妊娠20周内出现高血压伴蛋白尿或血尿，而且易发生先兆子痫或子痫、分娩后仍有高血压，则多为肾实质性高血压。

肾实质性高血压应低盐饮食（每日<6g）；大量蛋白尿及肾功能不全者，宜选择摄入高生物价蛋白，并限制在0.3~0.6g/（kg·d）；在针对原发病进行有效治疗的同时，积极控制血压在<130/80mmHg，有蛋白尿的患者应首选ACEI或ARB作为降压药物；长效钙拮抗剂、利尿剂、β受体阻滞剂、α受体阻滞剂均可作为联合治疗的药物；如肾小球滤过率<30mL/min或有大量蛋白尿时，噻嗪类利尿剂无效，应选用袢利尿剂治疗。

（二）内分泌性高血压

内分泌组织增生或肿瘤所致的多种内分泌疾病，由于其相应激素，如醛固酮、儿茶酚胺、皮质醇等分泌过度增多，导致机体血流动力学改变而使血压升高。这种由内分泌激素分泌增多而致的高血压称为内分泌性高血压，也是较常见的继发性高血压，如能切除肿瘤，去除病因，高血压可被治愈或缓解。

1.原发性醛固酮增多症

原发性醛固酮增多症是由于肾上腺自主分泌过多醛固酮而导致水钠潴留、高血压、低血钾和血浆肾素活性受抑制的临床综合征，常见原因是肾上腺腺瘤、单侧或双侧肾上腺增生，少见原因为腺癌和糖皮质激素可调节性醛固酮增多症（GRA）。原发性醛固酮增多症在高血压中占5%~15%，在难治性高血压中接近20%，仅部分患者有低血钾。建议对早发高血压或血压水平较高特别是血压>180/110mmHg的患者、服用但种以上降压药物而血压不能达标的难治性高血压、伴有持续性或利尿剂引起的低血钾（血钾<3.5mmol/L）或肾上腺意外瘤的高血压，以及40岁以前有脑血管意外家族史的高血压患者和原发性醛固酮增多症

一级亲属中的高血压患者进行原发性醛固酮增多症的筛查。

确诊为单侧醛固酮分泌瘤或单侧肾上腺增生的患者，服用盐皮质激素受体拮抗剂，待血压、血钾正常后行腹腔镜单侧肾上腺手术切除术。如为肾上腺肿瘤所致，则手术切除肿瘤后高血压可得到纠正，也可用导管消融术治疗。如患者不能手术，推荐用盐皮质激素受体拮抗剂进行长期治疗。如为双侧肾上腺增生，推荐用盐皮质激素受体拮抗剂治疗，螺内酯为一线用药，依普利酮为选择用药。推荐用小剂量肾上腺糖皮质激素治疗 GRA 患者以纠正高血压和低血钾，成人地塞米松开始剂量为 0.125～0.25mg/d，泼尼松开始剂量为 2.5～5mg/d。仅有少数原发性醛固酮增多症患者报告使用其他药物，如 CCB、ACEI、ARB，这些药物有抗高血压作用，但无明显拮抗高醛固酮的作用。

2.嗜铬细胞瘤

嗜铬细胞瘤是一种起源于肾上腺嗜铬细胞的过度分泌儿茶酚胺，引起持续性或阵发性高血压和多个器官功能及代谢紊乱的肿瘤。嗜铬细胞瘤可起源于肾上腺髓质、交感神经节或其他部位的嗜铬组织。嗜铬细胞瘤 90%以上为良性肿瘤，80%～90%的嗜铬细胞瘤发生于肾上腺髓质嗜铬质细胞，90%左右为单侧单个病变。位于肾上腺外的嗜铬细胞瘤约占 10%，恶性嗜铬细胞瘤占 5%～10%。嗜铬细胞瘤间断或持续地释放儿茶酚胺作用于肾上腺素能受体后，可引起持续性或阵发性高血压，伴典型的嗜铬细胞瘤三联征，即阵发性"头痛、多汗、心悸"，同样可造成严重的心、脑、肾血管损害；肿瘤释放的大量儿茶酚胺入血可导致剧烈的临床症候，如高血压危象、低血压休克及严重心律失常等，称为嗜铬细胞瘤危象。如果能早期、正确诊断并行手术切除肿瘤，临床可治愈。建议出现以下情况应进行筛查：①高血压：为阵发性、持续性或持续性高血压伴阵发性加重；压迫腹部、活动、情绪变化或排大小便可诱发高血压发作；一般降压药治疗常无效。②高血压发作时伴头痛、心悸、多汗三联征表现。③高血压患者同时有直立性低血压。④高血压患者伴糖、脂代谢异常，腹部肿物。⑤高血压伴有心血管、消化、泌尿、呼吸、神经系统等相关体征，但不能用该系统疾病解释的高血压。

嗜铬细胞瘤的诊断依赖于肿瘤的准确定位和功能诊断，CT、MRI 可以发现肾上腺或腹主动脉旁交感神经节的肿瘤,对肾上腺外嗜铬细胞瘤诊断的敏感性较低,而间位碘苄胍(MIBG)扫描弥补了CT、MRI的缺点,尤其是对肾上腺外、复发或转移肿瘤的定位具有一定的优势,对于嗜铬细胞瘤的定位诊断具有重要的价值;嗜铬细胞瘤的功能诊断主要依赖于生化检测体液中的儿茶酚胺含量,其中包括肾上腺素、去甲肾上腺素和多巴胺及其代谢产物;间甲肾上腺素类物质(MNs)是儿茶酚胺的代谢产物,具有半衰期较长、不易产生波动、受药物影响小的优点,其诊断价值优于儿茶酚胺。多数嗜铬细胞瘤为良性,手术切除是最有效的治疗方法,手术有一定的危险性,术前需做好充分准备;3I-MIBG治疗是手术切除肿瘤以外最有价值的治疗方法,主要用于恶性及手术不能切除的嗜铬细胞瘤。α受体阻滞剂和(或)β受体阻滞剂可用于控制嗜铬细胞瘤的血压、心动过速、心律失常和改善临床症状。

3.库欣综合征

库欣综合征即皮质醇增多症,其主要病因分为ACTH依赖性或非依赖性库欣综合征两大类。前者包括垂体ACTH瘤或ACTH细胞增生(库欣病)、分泌ACTH的垂体外肿瘤(异位ACTH综合征);后者包括自主分泌皮质醇的肾上腺腺瘤、腺癌或大结节样增生。有下述临床症状与体征的肥胖高血压患者应进行库欣综合征临床评估及确诊检查:①向心性肥胖、水牛背、锁骨上脂肪垫;满月脸、多血质;皮肤菲薄、瘀斑、宽大紫纹,肌肉萎缩。②高血压、低血钾、碱中毒。③糖耐量减退或糖尿病。④骨质疏松或病理性骨折、泌尿系结石。⑤性功能减退,男性阳痿、女性月经紊乱、多毛、不育等。⑥儿童生长、发育迟缓。⑦神经、精神症状。⑧易感染,机体抵抗力下降。

(三)肾动脉狭窄

肾动脉狭窄的根本特征是肾动脉主干或分支狭窄,导致患肾缺血,肾素—血管紧张素系统活性明显增高,引起高血压及患肾功能减退。肾动脉狭窄是引起高血压和(或)肾功能不全的重要原因之一,患病率占高血压人群的1%～3%。目前,动脉粥样硬化是引起我国人群肾动脉狭窄的最常见病因,约为70%,其次为大动脉炎(约25%)及纤维肌性发育不良(约5%)。

肾动脉狭窄诊断的目的包括：

（1）明确病因。

（2）明确病变部位及程度。

（3）血流动力学意义。

（4）血管重建是否能获益。其临床线索包括：①恶性或顽固性高血压；②原来控制良好的高血压失去控制；③高血压并有腹部血管杂音；④高血压合并血管闭塞证据（冠心病、颈部血管杂音、周围血管病变）；⑤无法用其他原因解释的血清肌酐升高；⑥血管紧张素转换酶抑制剂或血管紧张素 II 受体拮抗剂降压幅度非常大或诱发急性肾功能不全；⑦与左心功能不匹配的发作性肺水肿；⑧高血压并两肾大小不对称。目前有许多无创诊断方法，主要包括两方面：肾动脉狭窄的解剖诊断（多普勒超声、磁共振血管造影、计算机断层血管造影）和功能诊断（卡托普利肾图、分肾肾小球滤过率、分肾静脉肾素活性）。经动脉血管造影目前仍是诊断肾动脉狭窄的金标准。如肾动脉主干或分支直径狭窄≥50%，病变两端收缩压差≥20mmHg 或平均压差≥10mmHg，则有血流动力学的功能意义。

（四）主动脉缩窄

主动脉狭窄系少见病，包括先天性主动脉缩窄及获得性主动脉狭窄。先天性主动脉缩窄表现为主动脉的局限性狭窄或闭锁，发病部位常在主动脉峡部原动脉导管开口处附近，个别可发生于主动脉的其他位置；获得性主动脉狭窄主要包括大动脉炎、动脉粥样硬化及主动脉夹层剥离等所致的主动脉狭窄。主动脉狭窄只有位于主动脉弓、降主动脉和腹主动脉上段才会引发临床上的显性高血压，升主动脉狭窄引发的高血压临床上常规的血压测量难以发现，肾动脉开口水平远端的腹主动脉狭窄一般不会导致高血压。本病的基本病理生理改变为狭窄所致血流再分布和肾组织缺血引发的水钠潴留和 RAS 激活，结果引起左心室肥厚、心力衰竭、脑出血及其他重要脏器损害。由于主动脉狭窄远端血压明显下降和血液供应减少，可导致肾动脉灌注不足。

主动脉缩窄主要表现为上肢高血压，下肢脉弱或无脉，双下肢血压明显低于上肢（ABI<0.9），听诊狭窄血管周围有明显血管杂音。无创检查，如多普勒超声、磁共振血管造影、

计算机断层血管造影可明确狭窄的部位和程度。一般认为，如果病变的直径狭窄≥50%，且病变远近端收缩压差≥20mmHg，则有血流动力学的功能意义。

（五）阻塞性睡眠呼吸暂停低通气综合征

睡眠呼吸暂停低通气综合征（SAHS）是指由于睡眠期间咽部肌肉塌陷，堵塞气道，反复出现呼吸暂停或口鼻气流量明显降低，临床上主要表现为睡眠打鼾、频繁发生呼吸暂停的现象，可分为阻塞性、中枢性和混合性三型，以阻塞性睡眠呼吸暂停低通气综合征（OSAHS）最为常见，占 SAHS 的 80%～90%，是顽固性高血压的重要原因之一。其诊断标准为每晚 7h 睡眠中，呼吸暂停及低通气反复发作在 30 次以上和（或）呼吸暂停低通气指数≥5 次/h；呼吸暂停是指口鼻气流停止 10s 以上；低通气是指呼吸气流降低到基础值的 50%以下并伴有血氧饱和度下降超过 4%。其临床表现为：①夜间打鼾，鼾声—气流停止—喘气—鼾声交替出现，严重者可以憋醒。②睡眠行为异常，表现为夜间惊叫恐惧、呓语、夜游。③白天嗜睡、头痛、头晕、乏力，严重者可随时入睡。部分患者精神行为异常，注意力不集中、记忆力和判断力下降、痴呆等。④个性变化，烦躁、激动、焦虑；部分患者可出现性欲减退、阳痿；患者多有肥胖、短颈、鼻息肉，鼻甲、扁桃体及腭垂肥大、软腭低垂、咽腔狭窄、舌体肥大、下颌后缩及小颌畸形。OSAHS 常可引起高血压、心律失常、急性心肌梗死等多种心血管疾病。

多导睡眠监测是诊断 OSAHS 的"金标准"。呼吸暂停低通气指数（AHI）是指平均每小时呼吸暂停低通气次数，依据 AHI 和夜间 SaO_2 值，将 OSAHS 分为轻、中、重度。轻度：AHI 5～20，最低 SaO_2≥86%；中度：AHI 21～60，最低 SaO_2 80%～85%；重度：AHI＞60，最低 SaO_2＜79%。

减轻体重和生活模式改良对 OSAHS 很重要，口腔矫治器对轻中度 OSAHS 有效；中重度 OSAHS 往往需用持续正压通气（CPAP）；注意选择合适的降压药物；鼻、咽、腭、颌解剖异常者可考虑相应的外科手术治疗。

（六）药物性高血压

药物性高血压是常规剂量的药物本身或该药物与其他药物之间发生相互作用而引起血

压升高，当血压＞140/90mmHg 时即考虑药物性高血压。主要包括：①激素类药物；②调节中枢神经类药物；③非类固醇类抗炎药物；④中草药类；⑤其他。原则上，一旦确诊高血压与用药有关，应该停用这类药物，换用其他药物或者采取降压药物治疗。

五、治疗

（一）治疗目标

1.标准目标

对检出的高血压患者，在非药物治疗的基础上，使用高血压诊断与治疗指南推荐的抗高血压药物，特别是那些每日 1 次使用能够控制 24h 血压的降压药物，使血压达到治疗目标，同时，控制其他的可逆性危险因素，并对检出的亚临床靶器官损害和临床疾病进行有效干预。

2.基本目标

对检出的高血压患者，在非药物治疗的基础上，使用国家食品药品监督管理局审核批准的任何安全有效的抗高血压药物，包括短效药物每日 2～3 次使用，使血压达到治疗目标，同时，尽可能控制其他的可逆性危险因素，并对检出的亚临床靶器官损害和临床疾病进行有效干预。

3.高血压治疗的基本原则

（1）高血压是一种以动脉血压持续升高为特征的进行性"心血管综合征"，常伴有其他危险因素、靶器官损害或临床疾患，需要进行综合干预。

（2）抗高血压治疗包括非药物治疗和药物治疗两种方法，大多数患者需长期甚至终身坚持治疗。

（3）定期测量血压；规范治疗，改善治疗依从性，尽可能实现降压达标；坚持长期、平稳、有效地控制血压。

4.治疗高血压的主要目的

最大限度地降低心脑血管并发症发生和死亡的总体危险，应在治疗高血压的同时干预所有其他的可逆性心血管危险因素（如吸烟、高胆固醇血症或糖尿病等），并适当处理同时存在的各种临床情况。危险因素越多，其程度越严重，若还兼有临床情况，则心血管病的绝对危险就越高，对这些危险因素的干预力度也应越大。

5.降压目标

心血管危险与血压之间的关系在很大范围内呈连续性，即便在＜140/90mmHg的所谓正常血压范围内也没有明显的最低危险阈值。因此，应尽可能实现降压达标。

高血压患者的降压目标：一般高血压患者，应将血压（收缩压/舒张压）降至140/90mmHg以下；65岁及以上的老年人的收缩压应控制在150mmHg以下，如能耐受还可进一步降低；伴有慢性肾脏疾病、糖尿病或病情稳定的冠心病或脑血管病的高血压患者，治疗更宜个体化，一般可以将血压降至130/80mmHg以下。伴有严重肾脏疾病或糖尿病或处于急性期的冠心病或脑血管病患者，应按照相关指南进行血压管理。舒张压＜60mmHg的冠心病患者，应在密切监测血压的情况下逐渐实现降压达标。

（二）治疗策略

按低危、中危、高危及很高危分层，应全面评估患者的总体危险，并在危险分层的基础上做出治疗决策。

1.很高危患者

立即开始对高血压及并存的危险因素和临床情况进行综合治疗。

2.高危患者

立即开始对高血压及并存的危险因素和临床情况进行药物治疗。

3.中危患者

先对患者的血压及其他危险因素进行为期数周的观察，评估靶器官损害情况，然后决定是否以及何时开始药物治疗。

4.低危患者

对患者进行较长时间的观察，反复测量血压，尽可能进行24h动态血压监测，评估靶器官损害情况，然后决定是否以及何时开始药物治疗。

（三）非药物治疗

非药物治疗主要指生活方式干预，即去除不利于身体和心理健康的行为和习惯。它不仅可以预防或延迟高血压的发生，还可以降低血压，提高降压药物的疗效，从而降低心血管风险。

1.减少钠盐摄入

钠盐可显著升高血压以及高血压的发病风险，而钾盐则可对抗钠盐升高血压的作用。我国各地居民的钠盐摄入量均显著高于目前 WHO 每日应＜6g 的推荐，而钾盐摄入则严重不足。因此，所有高血压患者均应尽可能减少钠盐的摄入量，并增加食物中钾盐的摄入量。主要措施包括：①尽可能减少烹调用盐，建议使用可定量的盐勺；②减少味精、酱油等含钠盐的调味品用量；③少食或不食含钠盐量较高的各类加工食品，如咸菜、火腿、香肠以及各类炒货；④增加蔬菜和水果的摄入量；⑤肾功能良好者使用含钾的烹调用盐。

2.控制体重

超重和肥胖是导致血压升高的重要原因之一，中心型肥胖还会进一步增加高血压等心血管与代谢性疾病的风险，适当减轻体重，减少体内脂肪含量，可显著降低血压。

衡量超重和肥胖最简便和常用的生理测量指标是体质指数（BMI）[计算公式为：体重（kg）÷身高 ^{2}（m^2）]和腰围。前者通常反映全身肥胖程度，后者主要反映中心型肥胖的程度。成年人正常 BMI 为 18.5～23.9kg/m^2，BMI 在 24～27.9kg/m^2 为超重，提示需要控制体重；BMI≥28kg/m^2 为肥胖，应减重。成年人正常腰围＜90/85cm（男/女），如腰围≥90/85cm（男/女），同样提示需控制体重；如腰围≥95/90cm（男/女），也应减重。

最有效的减重措施是控制能量摄入和增加体力活动。在饮食方面要遵循平衡膳食的原则，控制高热量食物（高脂肪食物、含糖饮料及酒类等）的摄入，适当控制主食（碳水化合物）用量。在运动方面，规律的、中等强度的有氧运动是控制体重的有效方法。减重的速度因人而异，通常以每周减重 0.5～1kg 为宜。对于非药物措施减重效果不理想的重度肥胖患者，应在医师指导下使用减肥药物控制体重。

3.不吸烟

吸烟是心血管病和癌症的主要危险因素之一，被动吸烟也会显著增加心血管疾病的危险。吸烟可损害血管内皮，显著增加高血压患者发生动脉粥样硬化的风险。戒烟的益处十分肯定，任何年龄戒烟均能获益。烟草依赖是一种慢性成瘾性疾病，不仅戒断困难，复发率也很高。医师应强烈建议并督促高血压患者戒烟，并鼓励患者寻求药物辅助戒烟（使用尼古丁替代品、安非他酮缓释片和伐尼克兰等），同时也应对戒烟成功者进行随访和监督，避免复吸。

4.限制饮酒

长期大量饮酒可导致血压升高，限制饮酒量则可显著降低高血压的发病风险。我国男性长期大量饮酒者较多，部分少数民族女性也有饮酒的习惯。高血压患者均应控制饮酒量。每日酒精摄入量男性不应超过 25g，女性不应超过 15g；不提倡高血压患者饮酒，如饮酒，则应少量，白酒、葡萄酒（或米酒）与啤酒的量分别少于 50mL、100mL、300mL。

5.合理膳食

膳食结构合理，摄入蛋白、脂肪、碳水化合物及植物纤维比例合理，补充维生素 B_6、维生素 B_{12} 与叶酸，尤其应补充叶酸。

6.体育运动

一般的体力活动可增加能量消耗，对健康十分有益。定期体育锻炼可产生重要的治疗作用，可降低血压、改善糖代谢等。每天应进行适当的 30min 左右的体力活动；每周则应有 1 次以上的有氧体育锻炼，如步行、慢跑、骑车、游泳、做健美操、跳舞和非比赛性划船等。典型的体力活动计划包括三个阶段：①5～10min 的轻度热身活动；②20～30min 的耐力活动或有氧运动；③放松阶段，约 5min，逐渐减少用力，使心脑血管系统的反应和身体产热功能逐渐稳定下来。运动的形式和运动量均应根据个人的兴趣、身体状况而定。

7.减轻精神压力，保持心理平衡

心理或精神压力引起心理应激（反应），即人体对环境中心理和生理因素的刺激做出的反应。长期、过量的心理反应，尤其是负性的心理反应会显著增加心血管风险。精神压力增加的主要原因包括过度的工作和生活压力以及病态心理，包括抑郁症、焦虑症、A型性格（一种以敌意、好胜和妒忌心理及时间紧迫感为特征的性格）、社会孤立和缺乏社会支持等。应采取各种措施，帮助患者预防和缓解精神压力，以及纠正和治疗病态心理。

（四）药物治疗

1.降压的目的和平稳达标

（1）降压治疗的目的：实施降压药物治疗的目的是，通过降低血压，有效预防或延迟脑卒中、心肌梗死、心力衰竭、肾功能不全等心脑血管并发症的发生；有效控制高血压的疾病进程，预防高血压急症、亚急症等重症高血压的发生。较早进行的以舒张压≥90mmHg为入选标准的降压治疗试验显示，舒张压每降低5mmHg（收缩压降低10mmHg），可使脑卒中和缺血性心脏病的风险分别降低40%和14%；稍后进行的单纯收缩期高血压（收缩压≥160mmHg，舒张压＜90mmHg）降压治疗试验显示，收缩压每降低10mmHg，可使脑卒中和缺血性心脏病的风险分别降低30%和23%。

（2）降压达标的方式：将血压降低到目标水平（140/90mmHg以下；高风险患者130/80mmHg；老年人收缩压150mmHg），可以显著降低心脑血管并发症的风险。但在达到上述治疗目标后，进一步降低血压可能增加心血管风险。大多数高血压患者应根据病情在数周至数月内将血压逐渐降至目标水平。年轻、病程较短的高血压患者，降压速度可快一点；但老年人、病程较长或已有靶器官损害或并发症的患者，降压速度则应慢一点。

（3）降压药物治疗的时机：高危、很高危或3级高血压患者，应立即开始降压药物治疗。确诊的2级高血压患者，应考虑开始药物治疗；1级高血压患者，可在生活方式干预数周后血压仍≥140/90mmHg时，再开始降压药物治疗。

2.降压药物应用的基本原则

降压药物应用应遵循以下四项原则：小剂量开始、优先选择长效制剂、联合用药及个体化。

（1）小剂量开始：初始治疗时通常应采用较小的有效治疗剂量，并根据需要逐步增加剂量。

（2）优先选择长效制剂：尽可能使用一天一次给药而有持续 24h 降压作用的长效药物，以有效控制夜间血压与晨峰血压，更有效预防心脑血管并发症的发生。

（3）联合用药：增加降压效果又不增加不良反应，在低剂量单药治疗效果不满意时，可以采用两种或多种降压药物联合治疗。2 级以上高血压为达到目标血压常需联合治疗。对血压≥160/100mmHg 或中危及以上患者，起始即可采用小剂量两种药联合治疗或用小剂量固定复方制剂。

（4）个体化：根据患者具体情况和耐受性及个人意愿或长期承受能力，选择适合的降压药物。

3.常用降压药物的种类和作用特点

常用降压药物包括钙拮抗剂（CCB）、血管紧张素转换酶抑制剂（ACEI）、血管紧张素受体阻滞剂（ARB）、利尿剂和 β 受体阻滞剂五类，以及由上述药物组成的固定配比复方制剂。此外，α 受体阻滞剂或其他种类降压药有时亦可应用于某些高血压人群。

CCB、ACEI、ARB、利尿剂和 β 受体阻滞剂及其低剂量固定复方制剂，均可作为降压治疗的初始用药或长期维持用药，单药或联合治疗。

（1）CCB：主要通过阻断血管平滑肌细胞上的钙离子通道发挥扩张血管降低血压的作用。包括二氢吡啶类钙拮抗剂和非二氢吡啶类钙拮抗剂。前者如硝苯地平、尼群地平、拉西地平、氨氯地平和非洛地平等。此类药物可与其他四类药联合应用，尤其适用于老年高血压、单纯收缩期高血压以及伴稳定型心绞痛、冠状动脉或颈动脉粥样硬化及周围血管病患者。常见不良反应包括反射性交感神经激活导致心跳加快、面部潮红、脚踝部水肿、牙龈增生等。二氢吡啶类钙拮抗剂没有绝对禁忌证，但心动过速与心力衰竭患者应慎用，如必须使用，则应慎重选择特定制剂，如氨氯地平等分子长效药物。急性冠状动脉综合征不推荐使用短效硝苯地平。

临床上常用的非二氢吡啶类钙拮抗剂主要包括维拉帕米和地尔硫䓬两种药物，也可用于降压治疗。常见不良反应包括抑制心脏收缩功能和传导功能，有时也会出现牙龈增生。禁用于二至三度房室传导阻滞、心力衰竭患者。在使用非二氢吡啶类钙拮抗剂前应详细询问病史，进行心电图检查，并在用药 2～6 周内复查。

（2）ACEI：作用机制是抑制血管紧张素转换酶，阻断肾素-血管紧张素系统发挥降压作用。常用药包括卡托普利、依那普利、贝那普利、雷米普利、培哚普利等。ACEI 单用降压作用明确，对糖脂代谢无不良影响。限盐或加用利尿剂可增加 ACEI 的降压效应。尤其适用于伴慢性心力衰竭、心肌梗死后伴心功能不全、糖尿病肾病、非糖尿病肾病、代谢综合征、蛋白尿或微量白蛋白尿患者。最常见的不良反应为持续性干咳，多见于用药初期，症状较轻者可坚持服药，不能耐受者可改用 ARB。其他不良反应有低血压、皮疹，偶见血管神经性水肿及味觉障碍。长期应用有可能导致血钾升高，应定期监测血钾和血肌酐水平。双侧肾动脉狭窄、高钾血症及孕妇禁用。

（3）ARB：作用机制是阻断血管紧张素 I 型受体发挥降压作用。常用药包括氯沙坦、缬沙坦、厄贝沙坦、替米沙坦等。临床试验研究显示，ARB 可降低高血压患者心血管事件危险，降低糖尿病或肾病患者的蛋白尿及微量白蛋白尿。尤其适用于伴左心室肥厚、心力衰竭、心房颤动、糖尿病肾病、代谢综合征、微量白蛋白尿或蛋白尿患者，以及不能耐受 ACEI 的患者。不良反应少见，偶有腹泻，长期应用可升高血钾，应注意监测血钾及肌酐水平变化。双侧肾动脉狭窄、妊娠、高钾血症者禁用。

（4）利尿剂：通过利钠排水、降低高血容量负荷发挥降压作用。主要包括噻嗪类利尿剂、袢利尿剂、保钾利尿剂与醛固酮受体拮抗剂等几类。用于控制血压的利尿剂主要是噻嗪类利尿剂。我国常用的噻嗪类利尿剂主要是氢氯噻嗪和吲达帕胺。PATS 研究证实，吲达帕胺治疗可明显减少脑卒中再发危险。小剂量噻嗪类利尿剂（如氢氯噻嗪 6.25～25mg）对代谢影响很小，与其他降压药（尤其 ACEI 或 ARB）合用可显著增加后者的降压作用。此类药物尤其适用于老年和高龄高血压、单独收缩期高血压或伴心力衰竭患者，也是难治性高血压的基础药物之一。其不良反应与剂量密切相关。噻嗪类利尿剂可引起低血钾，长期应用者应定期监测血钾，并适量补钾。痛风者禁用；高尿酸血症、肾功能不全者慎用，后者如需使用利尿剂，应使用袢利尿剂，如呋塞米等。

保钾利尿剂如阿米洛利、醛固酮受体拮抗剂如螺内酯等有时也可用于控制血压。在利钠排水的同时不增加钾的排出，在与其他具有保钾作用的降压药如 ACEI 或 ARB 合用时需注意发生高钾血症的危险。螺内酯长期应用有可能导致男性乳房发育等不良反应。

（5）β受体阻滞剂：主要通过抑制过度激活的交感神经活性、抑制心肌收缩力、减慢心率发挥降压作用。常用药物包括美托洛尔、比索洛尔、卡维地洛和阿替洛尔等。美托洛尔、比索洛尔对 β_2 受体有较高的选择性，因此阻断 β_2 受体而产生的不良反应较少，既可降低血压，也可保护靶器官，降低心血管事件风险。β受体阻滞剂尤其适用于伴快速性心律失常、冠心病心绞痛、慢性心力衰竭、交感神经活性增高以及高动力状态的高血压患者。常见的不良反应有疲乏、肢体冷感、激动不安、胃肠不适等，还可能影响糖、脂代谢。高度心脏传导阻滞、哮喘患者为禁忌证。慢性阻塞性肺疾病、运动员、周围血管病或糖耐量异常者慎用；必要时也可慎重选用高选择性β受体阻滞剂。长期应用者突然停药可发生反跳现象，即原有的症状加重或出现新的表现，较常见有血压反跳性升高，伴头痛、焦虑等，称为撤药综合征。

（6）α受体阻滞剂：不作为一般高血压治疗的首选药，适用于高血压伴前列腺增生患者，也用于难治性高血压患者的治疗，开始用药应在入睡前，以防直立性低血压的发生，使用中注意测量坐立位血压，最好使用控释制剂。直立性低血压者禁用。心力衰竭者慎用。

（7）肾素抑制剂：为一类新型降压药，其代表药为阿利吉仑，可显著降低高血压患者的血压水平，但对心脑血管事件的影响尚待大规模临床试验评估。

4.降压药的联合应用

（1）联合用药的意义：联合应用降压药物已成为降压治疗的基本方法。许多高血压患者为了达到目标血压水平需要应用≥2 种降压药物。

（2）联合用药的适应证：2 级高血压和（或）伴有多种危险因素、靶器官损害或临床疾患的高危人群，往往初始治疗即需要应用 2 种小剂量降压药物，如仍不能达到目标水平，可在原药基础上加量或可能需要 3 种甚至 4 种以上降压药物联合应用。

（3）联合用药的方法：两药联合时，降压作用机制应具有互补性，因此，具有相加的降压效果，并可互相抵消或减轻不良反应。例如，在应用 ACEI 或 ARB 基础上加用小剂量噻嗪类利尿剂，降压效果可以达到甚至超过将原有的 ACEI 或 ARB 剂量翻倍的降压幅度。同样地，加用二氢吡啶类钙拮抗剂也有相似效果。

（4）联合用药方案。

①ACEI 或 ARB 加噻嗪类利尿剂：利尿剂的不良反应是激活 RAAS，可造成一些不利于降低血压的负面作用。与 ACEI 或 ARB 合用则抵消此不利因素。此外，ACEI 和 ARB 由于可使血钾水平略有上升，从而能防止噻嗪类利尿剂长期应用所致的低血钾等不良反应。ARB 或 ACEI 加噻嗪类利尿剂联合治疗有协同作用，有利于改善降压效果。

②二氢吡啶类钙拮抗剂加 ACEI 或 ARB：前者具有直接扩张动脉的作用，后者通过阻断 RAAS，既扩张动脉，又扩张静脉，故两药有协同降压作用。二氢吡啶类钙拮抗剂常见的踝部水肿可被 ACEI 或 ARB 消除。CHIEF 研究表明，小剂量长效二氢吡啶类钙拮抗剂加 ARB 初始联合治疗高血压患者，可明显提高血压控制率。ACEI 或 ARB 也可部分阻断钙拮抗剂所致反射性交感神经张力增加和心率加快的不良反应。

③钙拮抗剂加噻嗪类利尿剂：我国 FEVER 研究证实，二氢吡啶类钙拮抗剂加噻嗪类利尿剂治疗可降低高血压患者脑卒中发生风险。

④二氢吡啶类钙拮抗剂（D-CCB）加 β 受体阻滞剂：前者具有的扩张血管和轻度增加心率的作用，正好抵消 β 受体阻滞剂的缩血管及减慢心率的作用。两药联合可使不良反应减轻。

临床主要推荐应用的优化联合治疗方案是：D-CCB+ARB；D-CCB+ACEI；ARB+噻嗪类利尿剂；ACEI+噻嗪类利尿剂；D-CCB+噻嗪类利尿剂；D-CCB+ β 受体阻滞剂。

次要推荐使用的可接受联合治疗方案是：利尿剂+ β 受体阻滞剂；α 受体阻滞剂+ β 受体阻滞剂；D-CCB+保钾利尿剂；噻嗪类利尿剂+保钾利尿剂。

不常规推荐的但必要时可慎用的联合治疗方案是：ACEI+ β 受体阻滞剂；ARB+ β 受体阻滞剂；ACEI+ARB；中枢作用药+ β 受体阻滞剂。

多种药物的合用：a.三药联合的方案，在上述各种两药联合方式中加上另一种降压药物便构成三药联合方案，其中二氢吡啶类钙拮抗剂+ACEI（或 ARB）+噻嗪类利尿剂组成的联合方案最为常用。b.四药联合的方案，主要适用于难治性高血压患者，可以在上述三药联合基础上加用第 4 种药物，如 β 受体阻滞剂、螺内酯、可乐定或 α 受体阻滞剂等。

（5）固定配比复方制剂：是常用的一组高血压联合治疗药物。通常由不同作用机制的两种小剂量降压药组成，也称为单片固定复方制剂。与分别处方的降压联合治疗相比，其优点是使用方便，可改善治疗的依从性。对 2 级或 3 级高血压或某些高危患者可作为初始治疗的药物选择之一。应用时注意其相应组成成分的禁忌证或可能的不良反应。

①传统的固定配比复方制剂包括：a.复方利血平（复方降压片）；b.复方利血平氨苯蝶啶片（降压 0 号）；c.珍菊降压片等。以当时常用的利血平、氢氯噻嗪、盐酸双屈嗪或可乐定为主要成分。此类复方制剂组成成分的合理性虽有争议，但仍在基层广泛使用。

②新型的固定配比复方制剂：一般由不同作用机制的两种药物组成，多数每天口服 1 次，每次 1 片，使用方便，改善依从性。目前我国上市的新型的固定配比复方制剂主要包括：ACEI+噻嗪类利尿剂；ARB+噻嗪类利尿剂；二氢吡啶类钙拮抗剂+ARB；二氢吡啶类钙拮抗剂+ β 受体阻滞剂；噻嗪类利尿剂+保钾利尿剂等。

③降压药与其他心血管治疗药物组成的固定复方制剂包括：二氢吡啶类钙拮抗剂+他汀、ACEI+叶酸等。此类复方制剂使用应基于患者伴发的危险因素或临床疾患，需掌握降压药和相应非降压药治疗的适应证及禁忌证。

5.危险因素的处理

（1）调脂治疗：血脂异常是动脉粥样硬化性疾病的重要危险因素，高血压伴有血脂异常显著增加心血管病危险，高血压对我国人群的致病作用明显强于其他心血管病危险因素。《中国成人血脂异常防治指南》强调了在中国人群中高血压对血脂异常患者心血管综合危险分层的重要性。

他汀类药物调脂治疗对高血压或非高血压者预防心血管事件的效果相似，均能有效降低心脑血管事件；小剂量他汀类药物用于高血压合并血脂异常患者的一级预防安全有效。他汀类药物降脂治疗对心血管疾病危险分层为中高危者可带来显著临床获益，但低危人群未见获益。

对高血压合并血脂异常的患者，应同时采取积极的降压治疗以及适度的降脂治疗。调脂治疗建议如下：首先应强调治疗性生活方式改变，当严格实施治疗性生活方式3～4个月后，血脂水平不能达到目标值，则考虑药物治疗，首选他汀类药物。血清总胆固醇（TC）水平较低与脑出血的关系仍在争论中，需进一步研究。他汀类药物应用过程中应注意肝功能异常和肌肉疼痛等不良反应，需定期检测血常规、转氨酶（ALT和AST）和肌酸磷酸激酶（CK）。

（2）抗血小板治疗：阿司匹林在心脑血管疾病二级预防中的作用有大量临床研究证据支持，且已得到广泛认可，可有效降低25%严重心血管事件风险，其中非致命性心肌梗死下降1/3，非致命性脑卒中下降1/4，所有血管事件下降1/6。①高血压合并稳定型冠心病、心肌梗死、缺血性脑卒中或TIA史以及合并周围动脉粥样硬化疾病患者，需应用小剂量阿司匹林（100mg/d）进行二级预防；②合并血栓症急性发作，如急性冠状动脉综合征、缺血性脑卒中或TIA、闭塞性周围动脉粥样硬化症时，应按相关指南的推荐使用阿司匹林，通常在急性期可给予负荷剂量（300mg/d），而后应用小剂量（100mg/d）作为二级预防；③高血压合并房颤的高危患者宜用口服抗凝剂如华法林，中低危患者或不能应用口服抗凝剂者，可给予阿司匹林；④高血压伴糖尿病、心血管高风险者可用小剂量阿司匹林（75～100mg/d）进行一级预防；⑤阿司匹林不能耐受者可用氯吡格雷（75mg/d）代替。

高血压患者长期应用阿司匹林应注意：①需在血压控制稳定（＜150/90mmHg）后开始应用，未达良好控制的高血压患者，阿司匹林可能增加脑出血风险。②服用前应筛查有无发生消化道出血的高危因素，如消化道疾病（溃疡病及其并发症史）、65岁以上、同时服用皮质类固醇或其他抗凝药或非甾体抗炎药等。如果有高危因素，应采取预防措施，包括筛查与治疗幽门螺杆菌感染，预防性应用质子泵抑制剂，以及采用合理联合抗栓药物的方案等。③合并活动性胃溃疡、严重肝病、出血性疾病者需慎用或停用阿司匹林。

（3）血糖控制：高血压伴糖尿病患者心血管病发生的危险更高。高于正常的空腹血糖或糖化血红蛋白（HbA1c）与心血管病发生危险增高具有相关性。治疗糖尿病的理想目标是空腹血糖≤6.1mmol/L或HbA1c≤6.5%。对于老年人，尤其是独立生活的、病程长、并发症多、自我管理能力较差的糖尿病患者，血糖控制不宜过于严格，空腹血糖≤7.0mmol/L或 HbA1c≤7.0%，餐后血糖≤10.0mmol/L 即可。对于中青年糖尿病患者，血糖应控制在正常水平，即空腹血糖≤6.1mmol/L，餐后 2h 血糖≤8.10mmol/L，HbAlc≤6.5%。

（4）综合干预多种危险因素：高血压患者往往同时存在多个心血管病危险组分，包括危险因素、并存靶器官损害、伴发临床疾患。除了针对某一项危险组分进行干预外，更应强调综合干预多种危险组分。综合干预有利于全面控制心血管危险因素，有利于及早预防心血管病。高血压患者综合干预的措施是多方面的，常用的有降压、调脂、抗栓治疗。有资料提示，高同型半胱氨酸与脑卒中发生危险有关，而添加叶酸可降低脑卒中发生危险，因此，对叶酸缺乏人群，补充叶酸也是综合干预的措施之一。通过控制多种危险因素、保护靶器官、治疗已确诊的糖尿病等疾患，来达到预防心脑血管病发生的目标。

第三节 心力衰竭

一、急性心力衰竭

急性心力衰竭又称急性心功能不全，是由心脏做功不正常引起血流动力学改变而导致的心脏和神经内分泌系统的异常反应的临床综合征。机械性循环障碍引起的心力衰竭称机械性心力衰竭。心脏泵血功能障碍引起的心力衰竭，统称泵衰竭。由各种原因引起的发病急骤，心排血量在短时间内急剧下降，甚至丧失排血功能引起的周围循环系统灌注不足称急性心力衰竭。

（一）临床表现

1.症状

根据心脏排血功能减退程度、速度和持续时间的不同，以及代偿功能的差别，分为下列四种类型表现：昏厥型、心源性休克型、急性肺水肿型、心搏骤停型。

（1）昏厥型：又称心源性昏厥，以突发的短暂的意识丧失为主，发作时间短暂，发作后意识立即恢复，并伴随面色苍白、出冷汗等自主神经功能障碍的症状。

（2）心源性休克型：早期见神志清醒、面色苍白、躁动、冷汗、稍有气促；中期见神志淡漠、恍惚、皮肤湿冷、口唇四肢发绀；晚期见昏迷、发绀加重、四肢厥冷过肘膝、尿少。同时见颈静脉怒张等体循环淤血症状。

（3）急性肺水肿型：突发严重气急、呼吸困难伴窒息感，咳嗽，咯粉红色泡沫痰（严重者由鼻、口涌出）。

（4）心搏骤停型：意识突然丧失（可伴全身抽搐）和大动脉搏动消失，并伴呼吸微弱或停止。

2.体征

（1）昏厥型：意识丧失，数秒后可见四肢抽搐、呼吸暂停、发绀，称阿一斯综合征。伴自主神经功能障碍症状，如冷汗、面色苍白。心脏听诊可发现心律失常、心脏杂音等体征。

（2）心源性休克型：早期脉搏细尚有力，血压不稳定，有下降趋势，脉压<2.7kPa（<20mmHg）；中期神志恍惚、淡漠，皮肤呈花斑纹样，厥冷，轻度发绀，呼吸深快，脉搏细弱，心音低钝，血压低，脉压小，尿量减少；晚期昏迷状态，发绀明显。四肢厥冷过肘、膝，脉搏细或不能触及，呼吸急促表浅，心音低钝，呈钟摆律、奔马律。严重持久不纠正时，合并消化道出血，甚至DIC。

（3）急性肺水肿型：端坐呼吸，呼吸频率快，30～40次/分，严重发绀，大汗，早期肺底少量湿啰音，晚期两肺布满湿啰音，心脏杂音常被肺内啰音掩盖而不易听出，心尖部可闻及奔马律和哮鸣音。

（4）心搏骤停型：为严重心功能不全的表现，昏迷伴全身抽搐，大动脉搏动消失，心音听不到，呼吸微弱或停止，全身发绀，瞳孔散大。

（二）辅助检查

1.X线检查

胸部X线检查对左心衰竭的诊断有一定帮助。除原有心脏病的心脏形态改变之外，主要为肺部改变。

（1）间质性肺水肿：产生于肺泡性肺水肿之前。部分病例未出现明显临床症状时，已先出现下述一种或多种 X 线征象。①肺间质淤血，肺透光度下降，可呈云雾状阴影；②由于肺底间质水肿较重，肺底微血管受压而将血流较多地分布至肺尖，产生肺血流重新分配，使肺尖血管管径等于甚至大于肺底血管管径，肺尖纹理增多、变粗，尤显模糊不清；③上部肺野内静脉淤血可致肺门阴影模糊、增大；④肺叶间隙水肿可在两肺下野周围形成水平位的 Kerley-B 线；⑤上部肺野小叶间隙水肿形成直而无分支的细线，常指向肺门，即 Kerley-A 线。

（2）肺泡性肺水肿：两侧肺门可见向肺野呈放射状分布的蝶状大片雾状阴影；小片状、粟粒状、大小不一结节状的边缘模糊阴影，可广泛分布两肺，可局限一侧或某些部位，如肺底、外周或肺门处；重度肺水肿可见大片绒毛状阴影，常涉及肺野面积的 50% 以上；亦有表现为全肺野均匀模糊阴影者。

2.动脉血气分析

左心衰竭引起不同程度的呼吸功能障碍，病情越重，动脉血氧分压（PaO_2）越低。动脉血氧饱和度低于 85% 时可出现发绀。多数患者二氧化碳分压（$PaCO_2$）中度降低，系 PaO_2 降低后引起的过度换气所致。老年、衰弱或神志模糊患者，$PaCO_2$ 可能升高，引起呼吸性酸中毒。酸中毒致心肌收缩力下降，且心电活动不稳定易诱发心律失常，加重左心衰竭。如肺水肿引起 $PaCO_2$ 明显降低，可出现代谢性酸中毒。动脉血气分析对早期肺水肿诊断帮助不大，但据所得结论观察疗效则有一定意义。

3.血流动力学监护

在左心衰竭的早期即行诊治，多可挽回患者生命。加强监护，尤其血流动力学监护，对早期发现和指导治疗至关重要。

应用 Swan-Ganz 导管在床边即可监测肺动脉压（PAP）、肺毛细血管楔嵌压（PCWP）和心排血量（CO）等，并推算出心脏指数（CI）、肺总血管阻力（TPR）和外周血管阻力（SVR）。其中间接反映 LAP 和 LVEDP 的 PCWP 是监测左心功能的一个重要指标。在血浆胶体渗透压正常时，心源性肺充血和肺水肿是否出现取决于 PCWP 水平。当 PCWP 2.40～2.67kPa

（18～20mmHg），出现肺充血；PCWP 2.80～3.33kPa（21～25mmHg），出现轻度至中度肺充血 PCWP 高于 4.0kPa（30mmHg），出现肺水肿。

肺循环中血浆胶体渗透压为是否发生肺水肿的另一重要因素，若与 PCWP 同时监测则价值更大。即使 PCWP 在正常范围内，若其与血浆胶体渗透压之差＜0.533kPa（4mmHg），亦可出现肺水肿。

若 PCWP 与血浆胶体渗透压均正常，出现肺水肿则应考虑肺毛细管通透性增加。

左心衰竭患者的血流动力学变化先于临床和 X 线改变，PCWP 升高先于肺充血。根据血流动力学改变，参照 PCWP 和 CI 两项指标，可将左心室功能分为四种类型。

Ⅰ 型：PCWP 和 CI 均正常，无肺充血和末梢灌注不足，予以镇静剂治疗。

Ⅱ 型：PCWP＞2.40kPa（18mmHg），CI 正常，仅有肺淤血，予以血管扩张剂加利尿剂治疗。

Ⅲ 型：PCWP 正常，CI＜2.2L/（min·m^2），仅有末梢灌注不足，予以输液治疗。

Ⅳ 型：PCWP＞2.40kPa（18mmHg），CI＜2.2L/（min·m^2），兼有肺淤血和末梢灌注不足，予以血管扩张剂加强心药（如儿茶酚胺）治疗。

4.心电监护及心电图检查

可以发现心脏左、右房室肥大及各种心律失常改变。严重致命的心律失常如室性心动过速、室性心律紊乱、室颤、室性自主心律，甚至心室暂停、严重窦缓、Ⅲ 度房室传导阻滞等有助于诊断。

5.血压及压力测量

（1）动脉血压下降：心源性休克时动脉血压下降是特点，收缩压＜10.6kPa（80mmHg），一般均在 9.2kPa（70mmHg），脉压＜2.7kPa（20mmHg）；高血压者血压较基础血压下降20%以上或降低 4kPa（30mmHg）。

（2）静脉压增高：常超过 1.4kPa（14cmH$_2$O）。

（3）左心室充盈压测定：左心室梗死时达 3.3～4kPa（25～30mmHg），心源性休克时达 5.3～6kPa（40～45mmHg）。

（4）左心室舒张末期压力：以肺楔压为代表，一般均超过 2.77kPa（20mmHg）。

（5）冠状动脉灌注压：平均<8kPa（60mmHg）。

（三）诊断要点

1.病因诊断

急性心力衰竭无论以哪种表现为主，均存在原发或继发原因，足以使心排血量在短时间内急剧下降，甚至丧失排血功能。

2.临床诊断

（1）胸部 X 线片见左心室阴影增大。

（2）无二尖瓣关闭不全的成人，于左心室区听到第三心音或舒张期奔马律。

（3）主动脉瓣及二尖瓣无异常而左心室造影见左心室增大，心排血量低于 2.7L/（min·m^2）。

（4）虽无主动脉瓣及二尖瓣膜病变，亦无左心室高度肥大，但仍有如下情况者：①左心室舒张末期压力为 1.3kPa（10mmHg）以上，右心房压力或肺微血管压力在 1.6kPa（12mmHg）以上，心排血量低于 2.7L/（min·m^2）；②机体耗氧量每增加 100mL，心排血量增加不超过 800mL，每搏排血量不增加；③左心室容量扩大同时可见肺淤血及肺水肿。

（5）有主动脉狭窄或闭锁不全时，胸部 X 线检查左心室阴影迅速增大，使用洋地黄后改善。

（6）二尖瓣狭窄或闭锁不全，出现左心室舒张末期压升高，左心房压力或肺微血管压力增高，体循环量减少，有助于诊断由瓣膜疾病导致的心力衰竭。

（四）鉴别诊断

急性心力衰竭应与其他原因引起的昏厥、休克和肺水肿鉴别。

1.昏厥的鉴别诊断

昏厥发生时，心律、心率无严重过缓、过速、不齐或暂停，又不存在心脏病基础的，可排除心源性昏厥。可与以下常见昏厥鉴别。

（1）血管抑制性昏厥。其特点是：①多发于体弱年轻女性；②昏厥发作多有明显诱因，如疼痛、情绪紧张、恐惧、手术、出血、疲劳、空腹、失眠、妊娠、天气闷热等，昏厥前有短时的前驱症状；③常在直立位、坐位时发生昏厥；④昏厥时血压下降，心率减慢，面色苍白且持续至昏厥后期；⑤症状消失较快，1～2d康复，无明显后遗症。

（2）直立性低血压性昏厥。其特点是：血压急剧下降，心率变化不大，昏厥持续时间较短，无明显前驱症状。常于生理性障碍、降压药物使用及交感神经切除术后，以及全身性疾病如脊髓炎、多发性神经炎、血紫质病、高位脊髓损害、脊髓麻醉、糖尿病性神经病变、脑动脉粥样硬化、急性传染病恢复期、慢性营养不良等时发生。往往是中枢神经系统原发病的临床症状之一，故要做相应检查，以鉴别诊断。

（3）颈动脉窦综合征。其特点是：①患者有昏厥或伴抽搐发作史；②中年以上发病多见，各种压迫颈动脉窦的动作，如颈部突然转动、衣领过紧均是诱因；③发作时脑电波出现高波幅慢波；④临床上用普鲁卡因封闭颈动脉窦后发作减轻或消失可支持本病诊断。

2.心源性休克与其他类型休克的鉴别诊断

由心脏器质性病变和（或）原有慢性心力衰竭基础上的急性心力衰竭而引发心源性休克，患者的静脉压和心室舒张末压升高，与其他休克不同。而且，其他类型休克多有明确的各类病因，如出血、过敏、外科创伤及休克前的严重感染等，可相应鉴别。另外，即刻心电图及心电监护有致命性心律失常，可有助于诊断。

3.急性心力衰竭肺水肿与其他原因所致肺水肿的鉴别诊断

（1）由刺激性气体吸入中毒引起的急性肺水肿的特点是：①有刺激性气体吸入史；②均有上呼吸道刺激症状，重者可引起喉头水肿、肺炎及突发肺水肿，出现明显呼吸困难；③除呼吸道症状外，由于吸入毒物种类不同，可并发心、脑、肾、肝等器官损害。

（2）中枢神经系统疾病所致的肺水肿，有中枢神经系统原发病因存在，如颅脑创伤、脑炎、脑肿瘤、脑血管意外等。

（3）高原性肺水肿是指一向生活在海拔1000m以下，进入高原前未经适应性锻炼的人，进入高原后，短则即刻发病，长则可在两年后发病，大多在一个月之内发病，且多在冬季大风雪气候发病，亦与劳累有关。前驱症状有头痛、头晕，继之出现气喘、咳嗽、胸痛、咳粉红色泡沫样痰、双肺湿啰音、发绀等急性肺水肿症状。依其特定的发病条件不难诊断。

（五）治疗

治疗原则为急性心力衰竭发生后，首先根据病因做相应处理。紧急镇静，迅速降低心脏前后负荷。

1.心源性晕厥发作

（1）晕厥发生于心脏排血受阻者，给予卧位或胸膝位休息、保暖和吸氧后，常可缓解。

（2）晕厥由于房室瓣口被血栓或肿瘤阻塞者，发作时改变患者体位可使阻塞减轻或终止发作。

（3）由严重心律失常引起者，迅速控制心律失常。

（4）彻底治疗在于除去病因，如手术解除流出道梗阻，切除血栓或肿瘤，彻底控制心律失常。

2.心源性休克

（1）常规监护和一般治疗：吸氧，保暖，密切监测血压、尿量、中心静脉压、肺楔压和心排血量的变化，随时调整治疗措施。

（2）补充血容量：根据血流动力学监测结果决定输液量，可以防止补充过多而引起心力衰竭。尤适于右心室心肌梗死并发的心源性休克。中心静脉压低于 5～10kPa（49～98cmH$_2$O），肺楔压在 0.8～1.6kPa（6～12mmHg）以下，心排血量低，提示血容量不足，可静脉滴注低分子右旋糖酐或 10%葡萄糖液。输液过程中如中心静脉压增高，超过 20cmH$_2$O，肺楔压高于 2.0～2.7kPa（15～20mmHg）即停止输液。

（3）血管收缩药的应用：当收缩压低于 10.7kPa（80mmHg），静脉输液后血压仍不上升，而肺楔压和心排血量正常时，可选用以下血管收缩药。

①多巴胺：10～30mg，加入 5%葡萄糖注射液 100mL 中静脉滴注，也可和间羟胺同时滴注。

②间羟胺：10～30mg，加入 5%葡萄糖注射液 100mL 中静脉滴注，紧急抢救时可以用 5～10mg 肌内注射或静脉推注 1 次。

③多巴酚丁胺：20～25mg，溶于5%葡萄糖注射液100mL中，以2.5～10μg/（kg·min）的剂量静脉滴注，作用似多巴胺，但增加心排血量作用较强，增加心率的作用较轻，无明显扩张肾血管作用。

④去甲肾上腺素：作用与间羟胺相同，但较快、强而短。对长期服用利血平、胍乙啶的患者有效。上述药治疗无效时再选此药，以0.5～1mg加入5%葡萄糖注射液100mL中静脉滴注，渗出血管外时，易引起局部损伤、坏死。

（4）强心苷：可用毛花苷C 0.4mg加入50%葡萄糖注射液20mL中缓慢静脉推注，有心脏扩大时效果明显。

（5）肾上腺皮质激素：地塞米松每日20～40mg，分4次静脉注射，一般用3～5d即可。氢化可的松每日200～600mg，最大每日600～1000mg，分4～6次静脉滴注。

（6）纠正酸中毒和电解质紊乱，避免脑缺血和保护肾功能：可选用5%碳酸氢钠、11.2%乳酸钠或3.63%三羟甲基氨基甲烷静脉滴注，依血的酸碱度和二氧化碳结合力测定结果调节用量，并维持血钾、钠、氯正常。

（7）血管扩张药：上述药物无效时，即血压仍不升，而肺楔压增高、周围血管阻力增高时，患者面色苍白、四肢厥冷并有发绀，可用血管扩张药如减低周围阻力和心脏后负荷。需要在血流动力学监测下谨慎使用。

（8）辅助循环和外科手术：当药物治疗无效，可采用主动脉内气囊反搏器进行反搏治疗或在反搏支持下行选择性冠状动脉造影。对病因是急性心肌梗死的，施行坏死心肌切除和主动脉—冠状动脉旁路移植术，可能挽救患者生命。

3.急性肺水肿

（1）体位：患者取坐位或半卧位，两腿下垂，使下肢回流血液减少。

（2）给氧：一般以鼻导管给氧或面罩给氧，以40%浓度氧吸入效果较好。另外适当地加压给氧，不仅能纠正缺氧，同时可增加肺泡和胸腔内压力，减少液体渗入肺泡内和降低静脉回心血量，利于液体自血管内进入组织间隙，减少循环血量。但注意肺泡压力过高，可影响右心室搏出量，此时应调整给氧压力，缩短加压给氧时间，延长间歇时间。

（3）镇静：吗啡 3～5mg 静脉推注，可迅速扩张体静脉，减少回心血量，降低左房压，还能减轻烦躁不安和呼吸困难。还可选用地西泮 10mg 肌内注射。

（4）硝酸甘油：当动脉收缩压＞13.3kPa（100mmHg）以后应用，可迅速降低肺楔压或左房压，缓解症状。首剂 0.5mg 舌下含服，5min 后复查血压，再给予 0.5mg，5min 后再次测血压（收缩压降低至 12kPa 以下时，应停药）。硝酸甘油静脉滴注时，起始剂量为每分钟 10μg，在血压监测下，每 5min 增加 5～10μg，使收缩压维持在 12kPa 以上。

（5）酚妥拉明：每分钟 0.1～1mg 静脉滴注，可迅速降压和减轻后负荷。注意有致心动过速作用，对前负荷作用弱。

（6）硝普钠：每分钟 15～20μg 静脉滴注，在血压监测下每 5min 增加 5～10μg，当收缩压降低 13.3kPa（100mmHg）时或症状缓解时，以有效剂量维持到病情稳定。以后逐渐减量、停药，防止反跳。此药可迅速有效地减轻心脏前后负荷，降低血压，适用于高血压心脏病肺水肿。

（7）利尿剂：呋塞米 40mg，静脉注射，给药 15～30min 尿量增加，可减少血容量，降低左房压。

（8）强心苷：1 周内未用过洋地黄者，毛花苷 C 首剂 0.4～0.6mg，稀释后缓慢静脉注射。正在服用地高辛者毛花苷 C 使用从小剂量开始。

（9）低血压的肺水肿治疗：先静脉滴注多巴胺 2～10μg/（kg·min），保持收缩压在 13.3kPa（100mmHg），再进行扩血管药物治疗。

（10）肾上腺皮质激素：地塞米松 5～10mg 静脉推注。

（11）放血疗法：上述疗效不佳时，尤其在大量快速输液或输血所致肺水肿者，有人主张静脉穿刺放血 250mL，有一定疗效。

4.心搏骤停

须紧急心肺复苏处理。

二、慢性心力衰竭

慢性心力衰竭（CHF）又称为慢性心功能不全，简称慢性心衰，是指心脏由于收缩和舒张功能严重低下或负荷过重，使泵血明显减少，不能满足全身代谢需要而产生的临床综合征，包括动脉供血不足和静脉系统淤血甚至水肿，伴有神经内分泌系统激活的表现。慢性心力衰竭是各种病因所致心脏疾病的终末阶段，也是最主要的死亡原因。

（一）病因

1.慢性左侧心力衰竭

（1）先天性或获得性心肌、心脏瓣膜、心包或大血管、冠状动脉结构异常导致的血流动力学异常是慢性心力衰竭的基础病因。

（2）冠心病、高血压、心脏瓣膜病和扩张型心肌病是成人慢性心衰的常见病因。较为常见的病因有心肌炎、肾炎、先天性心脏病。较少见和易被忽视的病因有心包疾病、甲状腺功能亢进症与减退、贫血、脚气病、动静脉瘘、心房黏液瘤、其他心脏肿瘤、结缔组织疾病、高原病、少见的内分泌病。

2.慢性右侧心力衰竭

任何导致慢性心血管结构和（或）功能异常，损害右心室射血功能和（或）充盈能力的因素都可引起慢性右侧心力衰竭。右心室容量或压力负荷过重及右心室心肌的严重病变是其主要原因。

（1）右心室超负荷。①压力超负荷：肺动脉高压是引起右心室压力超负荷的常见原因，右心室流出道梗阻（如双腔右室、漏斗部肥厚、肺动脉瓣狭窄）、肺动脉狭窄、体循环化右心室等比较少见。②容量超负荷：三尖瓣关闭不全、肺动脉瓣关闭不全等右心瓣膜病，房间隔缺损、肺静脉异位引流、瓦氏窦瘤破入右心房、冠状动脉—右心室或右心房瘘等先天性心脏病，其他疾病如类癌晚期，尤其是合并肝转移时，类癌细胞分泌并释放生物活性物质累及心脏时常引起右侧心脏瓣膜和心内膜病变，导致右心室容量超负荷和右心衰竭。③先天性心脏病：三尖瓣下移畸形、法洛四联征、右心室双出口合并二尖瓣闭锁、大动脉转位等。

（2）右心室心肌自身病变。①右心室心肌梗死：右室心肌梗死很少单独出现，常合并左心室下壁梗死，患病率为20%～50%，其中约10%的患者可出现明显的低血压。右心室心肌缺血、损伤、坏死均可引起右心室功能降低，导致右心衰竭。②右心室心肌疾病：限制型心肌病累及右心室时也可使右心室舒张功能下降，导致右侧心力衰竭。心肌炎累及右心室时也可以引起右侧心力衰竭。③严重感染：可引起心肌损伤，约50%的严重败血症和脓毒性休克患者同时伴随左心室收缩功能低下，部分患者出现右心室功能障碍。

（二）发病机制

1.原发性心肌收缩力受损

心肌梗死、炎症、变性、坏死、心肌病等。

2.心室的后负荷（压力负荷）过重

肺或体循环高压、左或右心室流出道狭窄、主动脉瓣或肺动脉瓣狭窄等，使心肌收缩时阻力升高，后负荷过重，引起继发性心肌舒缩功能障碍而出现心衰。

3.心室的前负荷（容量负荷）过重

瓣膜关闭不全、心内或大血管之间左向右分流等，使心室舒张期容量增加，前负荷加重，也可引起心衰。

4.高动力性循环状态

主要发生于贫血、体循环动静脉瘘、甲状腺功能亢进症、脚气病性心脏病等。由于周围血管阻力降低，心排血量增多，以及心室容量负荷加重而发生心衰。

5.心室前负荷不足

二尖瓣狭窄、缩窄性心包炎、心脏压塞和限制型心肌病等引起心室充盈受限，导致体、肺循环淤血，由此发生心衰。

（三）临床表现

1.症状

（1）呼吸困难：左侧心力衰竭的主要表现之一，随着心衰程度的加重，依次表现为劳动性呼吸困难、端坐呼吸、夜间阵发性呼吸困难、静息呼吸困难和急性肺水肿。

（2）运动耐量降低：运动耐量降低表现为劳力时或日常活动时气促、乏力、活动受限。疲乏或无力的患者常常伴有肢体的沉重感。采集病史时应记录运动受限的程度，如爬楼梯、走平路、日常家务活动或生活自理的能力等。

（3）体循环淤血：右心衰相关的症状，淤血性肝大伴随的不适，如腹胀、腹部钝痛、右上腹沉重感等，以及胃肠道淤血的症状，如食欲减退、恶心、胃部气胀感、餐后不适及便秘等。

（4）其他：低心排血量相关的症状，如神志模糊、软弱、肢体冰冷。心衰早期可以出现夜尿增多。少尿则是心衰加重的一种征兆，它与心排血量严重降低导致尿液生成受到抑制相关。长期慢性的肾血流减少可出现肾功能不全的表现，即心肾综合征。心衰的患者可有贫血的症状，除了与慢性肾功能不全（导致促红细胞生成素生成减少、促红细胞生成素抵抗、尿毒症性肠炎及出血，离子吸收减少）有关外，也与有些药物如阿司匹林引起的胃肠道出血有关。重度心衰的老年患者，可出现反应迟钝、记忆力减退、焦虑、头痛、失眠，噩梦等精神症状。

2.体征

心衰患者的体征主要包括三个方面：容量负荷的状况，心脏的体征，相关病因、诱因及并发症的体征。

（1）容量负荷的状况。

①体循环静脉高压：颈静脉充盈反映右心房压力增高。三尖瓣反流时，颈静脉搏动明显。正常吸气时，颈静脉压下降，但是心衰的患者是升高的，类似于缩窄性心包炎，称为Kussmaul征。轻度的右心衰患者，静息时颈静脉压力可以正常，但是肝颈静脉反流征阳性，提示腹部充血和右心无法接受和射出增多的血容量。

②肺部啰音：肺底满布湿啰音是左心衰至少中度以上的特征性体征，通常出现在双侧肺底，如果单侧出现，则以右侧常见，可能与一侧的胸膜渗出有关。急性肺水肿时，双肺满布粗糙的水泡音和哮鸣音，可伴有粉红色泡沫痰。未闻及啰音并不能排除肺静脉压的显著升高。支气管黏膜充血，过多的支气管分泌物或支气管痉挛可引起干啰音和喘鸣。

③肝大：肝大常常出现在水肿之前。如果近期内肝脏迅速增大，由于包膜被牵拉可出现触痛，长期心衰的患者触痛可消失。严重的慢性心衰患者或三尖瓣疾病及缩窄性心包炎

引起严重淤血性肝大的心衰患者，也可以出现脾大。

④水肿：心衰患者水肿的特征为首先出现于身体低垂的部位，常为对称性和可压陷性。可走动的患者首先表现为下午踝部水肿，经过夜间休息，清晨水肿消失；长期卧床的患者表现为骶尾部的水肿。终末期心衰的患者，水肿严重且呈全身性，伴有体重增加，此时查心电图可见 QRS 波群振幅的降低。长期的水肿可以导致下肢皮肤色素沉着、红化和硬结等。合并营养不良或肝功能损害，低蛋白血症时，也可出现全身水肿。

⑤胸腔积液：胸腔积液的出现表明体静脉或肺静脉压力增高，以双侧多见，如为单侧则以右侧更多见。一旦出现胸腔积液，呼吸困难会进一步加重，这是因为肺活量进一步降低，同时激活了受体的缘故。随着心衰的改善，胸腔积液可以逐步吸收，偶尔叶间包裹性渗出液可持续存在，需要胸腔穿刺治疗。

（2）心脏的体征。

①心脏扩大：心脏扩大见于大多数慢性收缩性心衰的患者，但此体征无特异性，一部分患者没有此体征，如单纯舒张期心衰、慢性缩窄性心包炎或限制性心肌病、急性心衰的患者等。

②奔马律：儿童或年轻患者可以听到生理性第三心音，40 岁以上的患者极少听到这种心音。一旦出现通常是病理性的，称为舒张早期奔马律或第三心音奔马律，多数来自左心室，可见于任何年龄的心衰患者。第三心音奔马律是预测死亡或住院的独立危险因素。

③肺动脉瓣区第二心音亢进和收缩期杂音：随着心衰的发展，肺动脉压力增高，肺动脉瓣区第二心音逐渐增强（$P_2 > A_2$）并且广泛传导。收缩期杂音在心衰患者中很常见，多继发于心室或瓣环的扩张所引起的功能性二尖瓣或三尖瓣反流，治疗后杂音可以减轻。

（3）相关病因、诱因及并发症的体征：器质性心脏病病因的体征，如风湿性瓣膜性心脏病的心脏杂音等；心衰诱因和并发症相关的体征，如肺部感染、甲状腺肿大、血管杂音、皮疹、黄疸和栓塞征象等。

（四）辅助检查

1.影像学常规检查

（1）心电图：心衰常并发心脏电生理传导异常，导致房室、室间或室内运动不同步（不协调），房室不协调表现为心电图中 PR 间期延长，使左心室充盈减少；左右心室间不同步表现为左束支传导阻滞，使右心室收缩早于左心室；室内传导阻滞在心电图上表现为 QRS 时限延长（＞120ms）。以上不同步现象均严重影响左心室收缩功能。

（2）X 线胸片：X 线胸片显示心脏大小的外部轮廓，肺淤血、肺水肿、胸腔积液、肺动脉高压、大血管病变、肺部疾病等，侧位片能够反映右心室的大小，不应省略。

（3）超声心动图和多普勒超声心动图：两者在左室射血分数正常或代偿的心衰诊断方面具有较大的价值。通常将其分为松弛异常、假性正常化、可逆性限制型和不可逆限制型四级。主要通过二尖瓣流速（E/A）、减速时间（DT）、Valsalva 动作时 E/A 的变化，舒张早期二尖瓣流速/舒张期二尖瓣环室间隔侧运动速度（E/e'），二尖瓣 A 波的时间减去肺静脉回流的 A 波时间等指标进行评估。

2.影像学选择性应用检查

（1）放射性核素心室显影及核素心肌灌注显像：当超声心动图不能提供足够的功能信息时或者透声窗小，图像显示不清楚时，可选择放射性核素心室显影，能准确测定心室容积、射血分数及室壁运动。核素心肌灌注显像可诊断心肌缺血和心肌梗死，并对鉴别扩张型心肌病或缺血性心肌病有一定帮助。

（2）心脏磁共振显像：评估右心结构和功能最好的方法，需要操作者手动选取多重切面，解剖节段的截取需要人工编辑。本法有助于评价左右腔室容积、局部室壁运动、心肌厚度和肌重，尤其适用于检测先天性缺陷（如右心室发育不良、心肌致密化不全）及肿物或肿瘤、心包疾病等，同时评价心功能，区别存活心肌或瘢痕组织。

（3）冠状动脉造影：适用于有心绞痛或心肌梗死需血管重建或临床怀疑冠心病的患者；也可鉴别缺血性或非缺血性心肌病，对 65 岁以下不明原因的心衰可行冠状动脉造影。

（4）心内膜活检：有助于明确心肌炎症性或浸润性病变的诊断；评估癌症患者继续服

用抗癌药物的危险性；拟行心脏移植前证实心脏病性质，权衡心脏移植可行性；发现巨细胞性心肌炎这种迅速致死的疾病，从而为选择机械循环支持或心脏移植提供依据。

（5）有创性血流动力学检查：主要用于严重威胁生命，并对治疗无反应的泵衰竭患者或需对呼吸困难和低血压休克做鉴别诊断的患者。

（6）动态心电图：用于怀疑心衰诱因与心律失常有关时；陈旧性心肌梗死患者怀疑心动过速拟行电生理检查前；拟行 ICD 治疗前。评估 T 波电交替、心率变异性。

（7）心肺运动试验：当无法确定运动耐量降低是否与心力衰竭有关时，为明确诊断可行心肺运动试验。心肺运动试验能够客观反映患者的运动耐量，同时也能显示患者心脏的储备功能，为制定患者的运动处方提供依据。

3.实验室检查

实验室检查可证实导致或加重心力衰竭的病因和诱因，初诊心衰患者应当完成血常规、尿常规、血清电解质（钙、镁）、肾功能（BUN、Cr）及空腹血糖（糖化血红蛋白）、血脂、肝功能和甲状腺功能的测定。随诊时应常规监测血清电解质和肾功能。

（五）诊断及鉴别诊断

1.慢性心力衰竭的阶段

（1）心力衰竭易患阶段：即前心力衰竭阶段，此阶段存在发生心脏病和心力衰竭的高危因素，没有明显的心脏结构异常，没有心力衰竭的症状和体征，危险因素包括高血压、动脉粥样硬化、糖尿病、肥胖、代谢综合征、酗酒及服用对心脏有毒害作用的物质、风湿热史、心肌病家族史等。这些危险因素造成心脏初始损伤，也可称为心脏重构的启动阶段。

（2）无症状心力衰竭阶段：此阶段存在心脏重构，有器质性心脏病，无心力衰竭的症状和体征，实验室检查存在心功能不全的征象；无症状的瓣膜性心脏病；陈旧性心肌梗死等，也可称为心脏重构阶段。从这一阶段起，临床诊断进入心力衰竭范围。

（3）有症状心力衰竭阶段：此阶段有器质性心脏病，近期或既往出现过心力衰竭的症状和体征。可以分为左侧心力衰竭、右侧心力衰竭和全心衰竭。根据左心室射血分数（LVEF 小于或大于 45%）又可以分为 LVEF 下降的心力衰竭（HFrEF 或收缩性心衰）和 LVEF 正常或代偿的心力衰竭（HFnEF 或舒张性心力衰竭）。

（4）顽固性或终末期心力衰竭阶段：此阶段器质性心脏病严重，即使合理用药，静息时仍有心力衰竭的症状，需特殊干预，如长期或反复因心力衰竭住院治疗；拟行心脏移植；需持续静脉用药缓解症状；需辅助循环支持等。

2.诊断标准

（1）主要条件：①阵发型夜间呼吸困难和（或）睡眠中憋醒；②颈静脉曲张或搏动增强；③有湿啰音和（或）呼吸音减弱，尤其双肺底；④心脏扩大；⑤急性肺水肿；⑥第三心音奔马律；⑦交替脉；⑧颈静脉压升高＞15cmH$_2$O；⑨X 线胸片示中、上肺野纹理增粗或见 Kerley 线。

（2）次要条件：①踝部水肿和（或）尿量减少而体重增加；②无上呼吸道感染的夜间咳嗽；③劳力性呼吸困难；④淤血性肝大；⑤胸腔积液；⑥肺活量降低至最大的 1/3；⑦心动过速；⑧按心力衰竭治疗 5d 内体重减少＞4.5kg。

（3）判断标准：具有两项主要条件或具有一项主要条件及两项次要条件即可诊断。

（六）治疗

1.治疗原则

根据慢性心衰发生发展的四个阶段，治疗原则或目标分别有所不同。

（1）心力衰竭易患阶段：控制或消除各种导致心力衰竭和心脏重构的危险因素，早期阻断心室重构的始动环节，预防心室重构的发生。

（2）无症状心力衰竭阶段：逆转或减缓心脏重构的进展，治疗心脏病的病因，防止进展到有症状心力衰竭，减少不良事件。

（3）有症状心力衰竭阶段：改善或消除心衰的症状和体征，逆转或减缓心脏重构，降低心衰的病死率或致残率。

（4）顽固性或终末期心力衰竭阶段：提高患者生存质量，降低心衰住院率。

2.早期干预

（1）降压目标：一级目标血压＜140/90mmHg；高危人群（糖尿病或肾功能不全或脑

卒中/TIA 史）血压＜130/80mmHg；肾功能不全，尿蛋白＞1g/d，血压＜125/75mmHg。

（2）调脂治疗目标：积极的调脂治疗将减少冠心病和动脉粥样硬化的发生，慢性心衰患者的调脂治疗目标为：①极高危人群：LDL-C＜2.07mmol/L；②高危人群：LDL-C＜2.6mmol/L；③中危人群：LDL-C＜3.41mmol/L；④低危人群：LDL-C＜4.14mmol/L。

（3）慢性心衰患者糖尿病的治疗目标：餐前血糖＜5.6mmol/L（次级目标＜7.2mmol/L），餐后 2h 血糖＜7.8mmol/L（次级目标＜10mmol/L），糖化血红蛋白 HbAlc＜7%，LDL＜100mg/dL，TG＜150mg/dL，HDL＞40mg/dL。

（4）动脉粥样硬化的治疗：一旦肯定冠心病的诊断和存在外周动脉粥样硬化的依据，推荐抗动脉粥样硬化的治疗，建议采用 ABCDE 方案。A：抗血小板聚集或抗凝，抗 RAS 系统，推荐阿司匹林和血管紧张素转换酶抑制药，不能耐受 ACEI 的患者选用 ARB，心肌梗死后患者加用醛固酮受体拮抗剂，特殊情况选用其他抗血小板聚集药物或抗凝；B：控制血压，使用 β 受体拮抗剂；C：调脂治疗，戒烟及不暴露在吸烟环境；D：健康饮食，治疗糖尿病；E：运动和健康教育。

（5）早期发现和干预心脏重构：定期随访和评估高危人群，包括明确心肌病家族史或接受心脏毒性物质的人群。

（6）心力衰竭易患阶段药物：血管紧张素转换酶抑制剂应用于动脉粥样硬化性疾病、糖尿病、高血压合并心血管危险因素的患者。在这些高危人群中，ACEI 能够减少新发的心力衰竭，有效干预心脏重构的始动过程，ARB 也有类似的作用。

3.药物治疗

（1）无症状心力衰竭阶段的治疗。

①逆转心脏重构的治疗：一旦明确存在左心室重构，推荐使用 ACEI 和 β 受体拮抗剂。大规模的临床研究证实，慢性左心室射血分数下降而无症状的患者长期应用 ACEI 可延续心衰症状的发生，降低心衰病死率和住院的联合终点。心肌梗死的患者联合应用 ACEI 和 β 受体拮抗剂可以降低再梗死和死亡的危险，延缓心力衰竭的进展。

②针对病因治疗：冠心病、心肌梗死和心绞痛的患者应遵循相应的指南进行冠脉血供

重建，挽救缺血和冬眠的心肌，逆转和阻断心室重构。瓣膜性心脏病，如严重的主动脉瓣或二尖瓣狭窄或关闭不全，即使没有心力衰竭的症状也应考虑行瓣膜修复（球囊扩张）或置换术。

③无症状心力衰竭阶段的药物推荐：除非存在禁忌证，推荐使用 ACEI 和 β 受体拮抗剂，逆转心脏重构，延缓无症状心功能不全进展到有症状心衰。不能耐受 ACEI 者，可选用 ARB。

（2）左室功能下降，有症状心力衰竭的治疗。

①一般治疗。

去除诱发因素：监测体重，每日测体重，以早期发现液体潴留非常重要。调整生活方式，限钠：轻度心衰患者钠盐摄入应控制在 2～3g/d，中到重度心衰患者应＜2g/d；限水：严重低钠血症（血钠＜130mmol/L），液体摄入量应＜2L/d；营养和饮食：宜低脂饮食，肥胖患者应减轻体重，严重心衰伴明显消瘦（心脏恶病质）者，应给予营养支持，包括给予人血白蛋白；戒烟戒酒。

休息和适度运动：失代偿期需卧床休息，多做被动运动以预防深部静脉血栓形成。临床情况改善后应鼓励在不引起症状的情况下进行体力活动，以防止肌肉的"去适应状态"，但要避免长时间的用力运动。较重患者可在床边围椅小坐。其他患者可每日步行多次，每次 5～10min，并酌情逐步延长步行时间。

心理和精神治疗：压抑、焦虑和孤独在心衰恶化中有很大的作用，也是心衰患者死亡的主要预后因素。综合性情感干预包括心理疏导可改善心功能状态，必要时可考虑酌情应用抗抑郁或焦虑的药物。

治疗中避免使用的药物：下列药物可加重心衰症状，应尽量避免使用：非甾体类抗炎药和 COX-2 抑制剂，可引起钠潴留、外周血管收缩，减弱利尿剂和 ACEI 的疗效，并增加其毒性；皮质激素、生长激素或甲状腺激素等激素疗法；I 类抗心律失常药物；大多数 CCB，包括地尔硫䓬、维拉帕米、短效二氢吡啶类制剂；"心肌营养"药，包括辅酶 Q_{10}、牛磺酸、抗氧化药等，因疗效尚不确定，且和治疗心衰的药物之间可能有相互作用，不推荐使用。

氧疗：氧气用于治疗急性心衰伴有的低氧血症，单纯慢性心衰并无应用指征，但对心衰伴夜间睡眠呼吸障碍者，夜间给氧可减少低氧血症的发生。

②常规药物治疗：左心功能下降，有症状心力衰竭阶段的常规药物治疗主要包括：利尿剂、ACEI、ARB 和 β 受体阻滞剂，必要时加用地高辛。

（3）左室功能正常，有症状心力衰竭（HFnEF）的治疗。

①针对病因治疗：进行基础心脏病的规范化治疗，对高血压伴有 HFnEF 的患者强化降压治疗，达标血压宜低于单纯高血压患者的标准，即收缩压＜130mmHg、舒张压＜80mmHg；冠心病的高危患者，推荐血供重建；治疗糖尿病；纠正贫血、甲状腺功能亢进、动静脉瘘等高动力学状态；有可能转复为窦性心律的心房颤动患者，恢复窦律并维持窦律等。

②缓解症状：有液体潴留征象的患者选用利尿剂，可以选用噻嗪类利尿剂或袢利尿剂；噻嗪类利尿剂无效时，改用袢利尿剂。过度的利尿，有可能影响血压，使肾功能恶化，应该避免；快速心房纤颤的患者控制心室率，可选用 β 受体拮抗剂或非二氢吡啶类钙拮抗剂。

③逆转左心室肥厚，改善舒张功能：推荐使用 ACEI、ARB、β 受体拮抗剂等。维拉帕米有益于肥厚型心肌病。对心肌肥厚或纤维化疾病的患者，如高血压、糖尿病等，可以应用醛固酮受体拮抗药。

④其他：地高辛不能增加心肌的松弛性，不推荐使用地高辛。

（4）难治性或终末期心力衰竭阶段的治疗。

顽固性或终末阶段心衰的诊断需排除因治疗不当或可逆性心衰诱因未纠正等因素，确认所有常规心衰治疗均得到合理应用，而患者仍有静息或轻微活动时气促，极度无力，常有心源性恶病质，需反复住院甚至无法出院。此期的心衰患者病死率高，治疗目的是改善症状，提高生活质量，降低病死率和病残率。

①液体潴留：顽固性终末期心力衰竭的治疗，最重要的是如何使利尿剂的应用最佳化，在水盐代谢、肾功能、电解质之间寻求平衡。每日限盐 2g 或更少，入液量＜2000mL。每日测体重，若体重增加超过每日 1kg，应考虑有隐性水肿。顽固性心衰患者低钠血症常常是血管加压素系统高度激活和（或）肾素—血管紧张素—醛固酮系统抑制不充分的结果。血管加压素受体拮抗药可减轻体重和水肿，使低钠血症患者的血钠正常化，有望减少低钠血

症的发生。另外，可考虑增加对肾素—血管紧张素—醛固酮系统的抑制或使用重组 B 类利钠肽。出现低钠血症时，应鉴别缺钠性或稀释性低钠血症，前者发生于大量利尿后，属容量减少性低钠血症，患者可有直立性低血压，尿少而比重高，治疗应予补充钠盐；后者又称难治性水肿，见于心衰进行性恶化者，此时钠、水有潴留，而水潴留多于钠潴留，故称高容量性低钠血症，患者尿少而比重低，治疗应严格限制入水量，并按利尿剂抵抗处理。伴有低钠血症的顽固性水肿可选用新型利尿剂托伐普坦。

②神经内分泌拮抗药：顽固性终末期心力衰竭的患者常常仅能耐受小剂量的神经内分泌抑制剂或者完全无法耐受。对血压<80mmHg 或呈外周低灌注状态的患者不要使用 ACEI，对能够耐受小剂量神经内分泌抑制剂的患者则应坚持使用。有液体潴留或正在使用正性肌力药的患者不宜用 β 受体阻滞剂。终末期心衰的患者常常血压偏低、肾功能不全，合用 ACEI 易诱发低血压和肾衰竭，加用 β 受体阻滞剂后心衰可进一步加重，此时应权衡利弊，个体化处理。

③血管扩张药和正性肌力药物：在临床症状恶化期可选用血管扩张药（硝普钠、硝酸甘油和奈西立肽）和持续静脉滴注正性肌力药物缓解症状，作为姑息治疗手段。不主张常规间歇静脉滴注正性肌力药，可试用钙增敏药左西孟旦。

④心衰的非药物治疗：优化的内科药物治疗无效，应考虑非药物治疗，包括心脏移植、左室辅助装置、超滤等。

⑤临终关怀：主张尽力缓解患者的痛苦，以减轻症状为目的，包括使用麻醉药、频繁使用利尿剂、持续静脉滴注正性肌力药等。避免不必要的检查和干预，与患者及其家属协商终末期的支持治疗。在生命弥留之际是否进行心肺复苏，应征询家属意见，当进行积极的操作（气管插管、应用 ICD）也无法改变最终的结局时，不推荐这些操作。

4.慢性心衰的非药物治疗

（1）心脏再同步化治疗：心脏失同步的慢性心力衰竭患者常规药物治疗效果不佳，可应用心脏再同步化治疗（CRT），不仅提高 CHF 患者生活质量，增加日常生活能力，缓解临床症状，而且使 CHF 患者住院率、病死率明显下降。心脏再同步化治疗的适应证如下。

I 类：a.缺血或非缺血性心肌病；b.充分抗心力衰竭药物治疗后，心功能仍在 III 级及不必卧床的 IV 级；c.窦性心律；d.左心室射血分数（LVEF）≤35%；e.左心室舒张末期内径（LVEDD）≥55mm；f.QRS 时限≥120ms 伴有心脏运动不同步。

IIa 类：a.充分药物治疗后心功能好转至 II 级，并符合 I 类适应证其他条件；b.慢性心房颤动患者，符合 I 类适应证其他条件可行 CRT 治疗，部分患者结合房室结射频消融以保证有效夺获双心室。

IIb 类：a.符合常规心脏起搏适应证并心室起搏依赖患者，合并器质性心脏病或心功能 III 级以上；b.常规心脏起搏并心室起搏依赖患者，起搏治疗后出现心脏扩大，心功能 III 级及以上；c.QRS 时限＜120ms 并符合 I 类适应证的。

（2）左心室辅助装置（LAVD）：LAVD 是将人工制造的机械装置植入体内，从左心房或左心室引出血液，通过植入的机械装置升压后将血液泵入主动脉系统，起到部分或全部替代心脏泵血功能，以维持全身组织、器官血液供应；此外 LAVD 免除左心室负荷，可改善心力衰竭患者症状；同时通过正常化心室压力容积，使肥大的心室逐渐缩小，发挥逆转左心室重塑、降低病死率的作用。

LAVD 适用于心脏手术后心功能不全恢复前辅助治疗，心脏移植术前临时支持，终末期心力衰竭长久支持。

（3）基因治疗：当前采用的药物治疗虽能控制心力衰竭症状，减轻左心室扩张，改善功能，延缓死亡，但不能使其治愈。心力衰竭的实质是心肌细胞基因异常表达，造成心肌细胞膜上受体、细胞内信号传导系统、钙离子（Ca^{2+}）调节及细胞生长和凋亡调控机制等发生一系列改变，从而出现以心肌舒缩功能不全为特征的临床综合征，最终导致心肌储备能力耗竭。基因治疗通过对引起心力衰竭的相关基因进行调整和修补，从而达到获得、替代或放大目标蛋白组和改善心功能的目的。

（4）心脏移植：心脏移植可作为终末期心衰的一种治疗方式，主要适用于无其他可选择治疗方法的重度心衰患者。

①心脏移植适应证：a.药物及其他治疗均无法治愈的终末期心力衰竭的患者；b.顽固性

心力衰竭引起血流动力学障碍；c.难治性心源性休克；d.长期依赖正性肌力药来维持器官灌注；e.运动峰耗氧量＜10mL/kg 伴无氧代谢；f.严重心肌缺血，即使冠状动脉搭桥或经皮冠状动脉血供重建也无法缓解症状；g.顽固性恶性室性心律失常，各种干预措施无效。

②心脏移植的禁忌证：a.严重的外周及脑血管疾病；b.其他器官（肾、肝、肺）不可逆损害（除非考虑多器官移植）；c.有恶性肿瘤史及恶性肿瘤复发；d.无法或不能耐受术后的药物综合治疗；e.不可逆的肺动脉高压（肺血管阻力＞6Wood 单位）；f.全身感染（HIV、播散性肺结核等）；g.胰岛素依赖的糖尿病伴有终末器官损伤；h.吸毒；i.精神状态不稳定；j.高龄。

三、顽固性心力衰竭

顽固性心力衰竭（简称顽固性心衰）亦称为难治性心力衰竭，是指症状持续，且对各种治疗反应较差的充血性心力衰竭，它可能是心脏病终末期的表现，亦可能是由急性暴发性心肌炎所致，其中一部分还有可能是由于考虑不周、治疗措施不力或治疗不当所致。对于这部分患者，经过努力调整治疗方案和悉心治疗后，有可能挽回患者生命，康复出院，变难治为可治。必须指出，不同时期对顽固性心衰的概念和诊断标准不尽相同。近年来由于心肌力学、心脏血流动力学和心衰的病理生理机制的认识深化，心衰治疗也取得了长足的进步，使以往认为是顽固性心衰的患者病情得到控制。经典的所谓顽固性心衰是指休息、限制水钠等非药物治疗的基础上给予标准（恰当）的抗心力衰竭药物（如利尿剂、强心剂及血管活性药物）后，心衰仍难以控制者，而这类心衰可能仍有部分患者通过更合理地应用利尿剂、血管扩张剂、ACEI 和非洋地黄类正性肌力药物以及心脏辅助装置等而控制。因此，目前顽固性心衰的诊断标准应包括上述治疗措施均难以控制的心衰。

（一）诊断前的注意事项

心衰患者疗效不佳时，应深入细致地探索其原因，一般应考虑以下几方面。

1.患者是否真有心衰

有无诊断错误，不要把肺部疾患、代谢性酸中毒和肝、肾疾病等所致呼吸困难或水肿误认为是心衰，特别是器质性心衰患者同时合并有上述疾病时，必须认真加以鉴别。

2.是否存在可以完全或部分矫正的病因

如甲状腺功能亢进、贫血、维生素 B₁₂缺乏症等可以通过内科治疗获得根治或缓解；心瓣膜病、某些先天性心脏病、心肌梗死后室壁瘤等，可能通过介入性治疗技术或手术治疗获得矫正。对上述病因在治疗上是否已做相应治疗。

3.心衰的诱因是否合理去除

如感染（特别是呼吸道感染）、妊娠、心律失常、风湿活动、感染性心内膜炎、肺栓塞、尿路梗阻等。

4.心衰的治疗措施应用是否适当

包括利尿剂、洋地黄、血管扩张剂、ACEI 和 β 受体阻滞剂使用是否合理，有无严格限制液体出入量平衡，电解质紊乱、酸碱平衡失调有无纠正，有无影响心功能的药物合并使用。如果上述问题都注意到了，能矫正的都矫正了，心衰仍难以控制，则是真正的顽固性心衰。

（二）治疗

顽固性心衰的治疗是迄今尚未解决的难题，现将治疗中可能遇到的实际问题及其对策，简述如下，供临床参考。

1.洋地黄过量与不足

洋地黄仍是治疗心衰最基本和最主要的正性肌力药物。严重心衰患者对洋地黄需要量大而耐受性差，因此治疗量与中毒量更为接近，使用不当极易发生用量不足或过量，这是治疗中经常遇到的矛盾，在临床实践中，发现多数有用量偏大的倾向，不少医务人员知道洋地黄过量可引起各种心律失常，但不了解过量也可抑制心肌收缩力，使心排血量降低，使一度好转的心衰再度加重，甚至呈持续心衰状态，若此时误认为洋地黄不足，继续追加洋地黄必将进一步导致心衰加重和出现严重毒副反应。有条件的单位可监测血清洋地黄浓度来判断，若血清地高辛浓度＞2μg/L，则往往提示过量，宜停药观察。在基层只能通过临床缜密的观察来判断，如果停用洋地黄后心衰反而改善，则可认为是洋地黄过量，对于鉴别困难时可暂停洋地黄 1～2d，并用其他正性肌力药物代替或加强其他治疗措施。必须指出，有时洋地黄剂量并不大，由于某些因素的影响，如低血钾、低血镁、高血钙、高龄、肾功能不全，并用某些药物如口服吗啡类、抗胆碱能药物，青霉素、红霉素、氯霉素、新霉素和四环素类抗生素，以及胺碘酮、维拉帕米等抗心律失常药和利尿剂等亦可出现毒副反应，应予注意。此外或属于舒张功能不全性心衰，洋地黄弊多利少，应用不当反而会加重心衰。

2.顽固性水肿与利尿剂

顽固性水肿之所以难治，其中相当部分与合并低钠或低钾血症有关，必须予以纠正，因为无论是缺钠性还是稀释性低钠血症，均能使利尿剂失去利尿作用，前者应口服或静脉补充钠盐，后者必须严格限制水分摄入，唯此才能发挥利尿剂的作用。明显水肿者可选用呋塞米、布美他尼等髓袢类利尿剂，视病情采用静脉推注或口服。若仍然无效，可采用呋塞米 40～120mg、多巴胺 20～40mg、酚妥拉明 10～15mg，微泵静脉推注或加入 5%葡萄糖液 250～500mL 中静脉滴注，必要时加用多巴酚丁胺 20～240mg 加于上述补液内，更具有强心利尿作用。此外，如有明显的低白蛋白血症需给予纠正以增强利尿效果。对于药物治疗无效者，也可考虑采用高渗性腹膜透析或血液净化疗法。必须指出，消除心源性水肿不能太快，短期内过度利尿不仅可引起水、电解质紊乱，增加洋地黄的毒副反应，而且也可造成有效血容量和回心血量明显减少，导致心脏前负荷不足，反而使心排血量降低，达不到治疗目的。近年来对合并低钠（无论是缺钠性低钠血症还是稀释性低钠血症）使用精氨酸血管加压素 AVP 受体拮抗剂（如托伐普坦）可阻滞 V_2 受体，促进自由水的排泄，同时维持钠和其他电解质的浓度，提高肾脏处理水的能力，改善低钠血症的水潴留。

3.正确使用血管扩张剂

该类药物只能降低心脏前、后负荷，并无增强心肌收缩力的作用，有时使用不当反而有害。使用何种血管扩张剂最好，应根据血流动力学监测结果进行选择，并应在足够的有效血容量前提下使用。虽然在心力衰竭治疗指南中强调使用血管扩张剂最好收缩压在 100mmHg 以上，但对顽固性心衰建议在 90mmHg 以上即可试用。

4.使用非洋地黄类正性肌力药物

如米力农、多巴酚丁胺、依诺昔酮等，该类药物亦可与洋地黄联用。近年来临床上使用的钙离子增敏剂左西孟旦可通过 Ca^{2+} 浓度依赖性结合 TnC 增强心肌收缩、激活血管平滑肌的 K^+ 通道扩张组织血管而改善心功能。一般认为该类药物短期内使用可改善心功能，长期大剂量应用并不能提高心衰生存率，应予注意。

5.糖皮质激素

曾经有建议使用激素，现已较少推荐。建议使用者认为它可改善衰竭心肌的代谢，纠正长期心衰患者潜在的肾上腺皮质功能不全，抑制醛固酮和抗利尿激素的分泌，对改善症状和消除水肿有效，但不宜长期使用，因激素亦有潴留水钠和排钾的不良反应。一般可用地塞米松，每天 10～20mg，分次静脉推注或静脉滴注，用 2～4d。

6.心脏再同步治疗

LVEF＜0.35、NYHA III 级以上、LBBB 伴 QRS 增宽＞120ms（其他＞150ms）的心力衰竭患者提示心室收缩不同步。通过使用双心室起搏装置同步刺激左、右心室可治疗不同步收缩，称为心脏再同步化治疗（CRT），它可提高心室收缩并减少继发性二尖瓣反流的程度，改善心脏功能和血流动力学的同时不增加氧耗，并使衰竭心脏产生适应性生化改变。有充分证据支持 CRT 可改善接受理想药物治疗后仍有症状的心脏不同步患者的症状、运动能力、生活质量、LVEF、生存以及降低住院率。最新的心力衰竭指南则要求评估患者的预计寿命在 1 年以上，所以对这类患者基本排除在安装 CRT 之外。

7.有条件单位可施行室壁瘤切除术和冠状动脉搭桥术

若严重瓣膜病变可做瓣膜置换术，先天性心脏病用手术矫治畸形等。对于极重度心衰也可开展辅助循环，如主动脉内球囊反搏术、左心室辅助泵、双心室辅助泵等，通过机械装置减轻心脏工作负荷或暂时代替心脏工作，使病变心脏得到及时休息，有利于功能恢复。对于终末期患者也可施行同种心脏移植。

8.人工膜肺（ECMO）

急性暴发性心肌炎所致的急性心力衰竭死亡率较高，近年来的研究表明 ECMO 用于暂时替代心脏功能可明显提高抢救成功率，对这类疾病所致的急性心力衰竭伴有明显血流动力学障碍时建议尽早使用 ECMO。

第五章　心血管疾病介入技术

第一节　右心导管术

右心导管术是利用导管评估右心系统血流动力学和进行疾病诊断的一种检查方法，1929 年 Forssmann 首次进行了右心导管检查，直到 1941 年 Coumand 等经右心导管测定了人的心排血量后才开始应用于临床。1960 年 Swan-Ganz 发明的球囊漂浮导管显著推动了右心导管的发展，广泛用于测定中心静脉压、心排血量、右心室压、肺动脉压和混合静脉血血氧饱和度以及肺动脉楔压等。近年来，在利用心导管治疗和评价某些心血管疾病治疗效果方面也显现了右心导管术重要的临床价值，包括电生理研究、起搏、经导管溶栓、球囊扩张治疗瓣膜疾病、经导管矫治心内畸形等，大大扩展了右心导管的应用范围。

一、适应证

（一）以诊断为主要目的

（1）对不明原因的休克及肺水肿进行鉴别。

（2）评价肺动脉高压。

（3）将心脏压塞从缩窄性心包炎和限制性心肌病中鉴别出来。

（4）对心内左向右分流进行诊断。

（5）右心和肺动脉造影。

（6）心内膜心肌活检。

（7）心肌电生理检查。

（二）以治疗为目的

对术后患者、存在并发症的心肌梗死、休克和心力衰竭患者指导液体管理和进行血流动力学监测。

二、禁忌证

右心导管检查无绝对的禁忌证，但在实施过程中应注意以下几点。

（1）严重肺动脉高压及高龄患者须谨慎进行。

（2）对于已存在左束支传导阻滞的患者，需在透视下进行操作，以免损伤右束支造成完全性房室传导阻滞。

（3）已知有出血性疾病或正在接受抗凝治疗者，避免进行检查，如确实需要，应避免穿刺不宜压迫止血的静脉。

（4）避免在感染部位进行穿刺。

三、设备和物品

要完成右心导管检查，一般所需的设备包括无菌手套、消毒液、局部麻醉药、肝素盐水及穿刺包，其中穿刺包通常包含有手术巾、穿刺针、手术刀片、注射器、导引钢丝、扩张管、右心导管、缝皮针、丝线等。

（一）穿刺针

进行右心导管检查时所用的穿刺针一般为单构件针，由硬的不锈钢制成，针尖斜面边缘锐利，可刺穿血管壁，多用于静脉的单层壁穿刺，如经皮锁骨下、颈内静脉穿刺，成人及儿童常用穿刺针型号为 16～18G，婴儿为 20～22G。

（二）导引钢丝

导引钢丝由一根直钢丝内芯上精细缠绕不锈钢丝制成，可为直头或 J 形，其长度一般为 45～150cm。用于心导管检查时使导管变伸，易于通过弯曲的血管以及协助经皮插入导管或引导管。

（三）扩张鞘管

扩张管可使穿刺部位皮肤、组织和血管扩张。扩张管外侧可有一根略短的外套管，用以更换导管或放置多根导管时减少出血和对组织、血管损伤。外套管尾端有止血活瓣和侧臂管，以减少插管过程中的出血、降低血栓和空气栓塞的发生率，并可进行输液、用药和测压。

（四）右心导管

右心导管是一种光滑、软硬适中、不易变形、不易形成血栓和不透 X 线的塑料导管。根据其外径、长度、管壁薄厚、侧孔、管腔数、末端气囊等有不同区分。其规格以 F 表示，代表导管外径毫米数，编号越大导管越粗，对于成人患者，常用的外径选择为 7F 或 8F，而儿童常用外径为 4~5F。

1.普通右心导管

具有标准管壁厚度、远端逐渐弯曲的塑料导管，容易进入右心，可用于压力测定和抽取血液标本，根据有无侧孔分为端孔导管、侧孔导管、端侧孔导管。端孔导管，主要用于进行压力测定和抽取血液标本。侧孔导管主要行右心系统造影，缺点是不能沿导丝插入。端侧孔导管，功用同侧孔导管，可沿导丝插入。

2.球囊漂浮导管

一种顶端带有气囊的多腔右心导管，用于测定肺动脉压、肺动脉嵌顿压和心排血量，球囊端孔导管及侧孔导管分别替代普通端孔及侧孔导管功能。球囊漂浮导管可有 2~5 个管腔、一个用于热稀释法测定心排血量的远端热敏电阻和一根心室起搏电极导线；至少有一个管腔开口于远端，用于测定肺动脉压和肺动脉嵌顿压，另一个管腔与气囊相通；三腔导管有一个管腔开口于近端，用于监测心房压；四腔导管的另一管腔顶端为热敏电阻以导线连接于计算机，用于热稀释法测定心排血量；五腔导管则另有一管腔开口于近端，用于在测定心输出量的同时进行输液，能持续监测混合静脉血血氧饱和度。

3.其他导管

如电极导管、球囊扩张导管等。

（五）换能器和生理多道仪

换能器可将压力信号转化为电信号。生理多道仪主要热用于记录各种压力、血氧饱和度、心电图、呼吸以及温度等的变化。

四、检查前的准备

详细了解病史、体格检查及其他检查的结果，完善血常规、血小板计数、出血时间、凝血时间、凝血酶原时间和部分凝血酶原时间等检查，排除检查禁忌情况以减少并发症出现。检查前应向患者解释操作过程及其可能出现的一些情况，消除患者的顾虑，并签署手术同意书。

五、体位

患者一般取仰卧位，充分暴露穿刺部位，可用软垫进行局部支持。根据不同的检查目的和操作者习惯，可选择不同的穿刺部位。通常的穿刺部位包括颈内静脉、锁骨下静脉、股静脉等，一般经股静脉进行右心导管检查和选择放置起搏器须在透视下进行。

六、麻醉

右心导管检查，多采用局部麻醉，婴幼儿及不能合作儿童可行基础麻醉。局部麻醉药最常选择利多卡因，一般剂量为1%利多卡因5～20mL，亦可选用普鲁卡因，最大剂量为1mg/kg，方法为逐层浸润麻醉。麻醉完成后，一般在撤走注射器前，通过抽吸注射器有回血而进行静脉定位，正式穿刺时，可沿该途径送入导管穿刺针，以减少穿刺针误穿入动脉的危险性。

七、操作要领

（一）经皮穿刺

（1）使用带注射器穿刺针在保持回抽的状态下进行穿刺，针尖斜面向上，进针方向与皮肤呈35°～45°，刺穿血管直到明显回血，减少进针角度，并沿血管走行方向稍进针，使针头位于血管内。

（2）沿穿刺针送入导丝柔软端15～20cm，以一手压迫穿刺点以止血和固定导丝，另一手退出穿刺针，用无菌纱布擦净导丝。

（3）用手术刀在穿刺点处皮肤切一1～2mm的小口。

（4）沿导丝送入扩张鞘管，扩张皮肤及软组织，并将扩张导管外鞘套在扩张器上并固定，边顺时针旋转边沿导丝送入血管腔内，操作过程中保持扩张器尾端露出导丝约10cm，防止导丝滑入血管内，然后退出扩张器和导丝。

（5）从鞘管侧管处回抽血，见回血良好弃之回抽血，注入肝素盐水关闭侧孔。

（6）沿导丝送入右心导管，在使用时可直接将右心导管送入引导管，然后进行右心导管检查。

（7）拔除导管后需局部压迫 15 分钟以防止出血。

（二）径路选择

1.颈内静脉

颈内静脉从颅底静脉孔穿出，包裹在颈动脉鞘内，先位于颈内动脉后侧，然后在颈内与颈总动脉外侧下行。颈内静脉上段在胸锁乳突肌胸骨头内侧，中段在胸锁乳突肌两个头的后方，下端位于胸锁乳突肌胸骨头与锁骨头构成的颈动脉三角内。该静脉末端后方是锁骨下动脉、膈神经、迷走神经和胸膜顶，在该处颈内静脉和锁骨下静脉汇合，汇合后进入右头臂静脉。颈内静脉位置固定，到右心房距离短，穿刺成功率高，重危患者可经静脉快速输血、补液和给药，导管位于中心循环，药物起效快，可监测中心静脉压，可经导管鞘插入漂浮导管，并发症较锁骨下静脉少，相对较为安全。缺点是插管后颈部活动受限，固定不方便。目前临床多采用颈内静脉穿刺法行右心导管检查。按其入路可分：①前侧径路，在胸锁乳突肌内侧缘甲状软骨水平，颈内动脉搏动之外侧，与皮肤呈 60°进针约 2cm；②中间径路，在胸锁乳突肌三角顶点，与皮肤呈 30°，沿中线平行进针；③后侧径路，在胸锁乳突肌与颈外静脉交点上缘进针，于肌肉下向胸骨切迹方向穿刺。其中中间径路位置较高，且偏离颈动脉，因此较为安全，为临床首选入路。

操作步骤如下：

（1）平卧，头低位 15°～30°，转向穿刺对侧，必要时肩后垫高。

（2）常规消毒铺巾，局部用 1%利多卡因或 1%普鲁卡因浸润麻醉。

（3）找出胸锁乳突肌的锁骨头、胸骨头和锁骨三者所形成的三角区，该区的顶部即为穿刺点。左手示指定位，右手持针，进针方向与胸锁乳突肌锁骨头内侧缘平行穿刺，针尖对准乳头，指向骶尾外侧，针轴与额平面呈 45°～60°。

（4）进针深度一般是 3.5～4.5cm，以针尖不超过锁骨为度，否则易穿破胸膜或其他血管，边进针边抽吸，见有明显回血，减小针与额平面的角度，当血液回抽和注入十分通畅时，注意固定好穿刺针。

2.锁骨下静脉

锁骨下静脉是腋静脉的延续，直径1～2cm，起于第1肋骨外侧缘，于前斜角肌的前方，跨过第1肋骨，前斜角肌厚10～15mm，将锁骨下静脉与位于该肌后侧的锁骨下动脉分开；静脉在锁骨下内1/3及第1肋骨上行走，在前斜角肌内缘与胸锁关节后方，与颈内静脉汇合，左侧较粗的胸导管在靠近颈内静脉的交界处进入锁骨下静脉上缘，右侧头臂静脉在胸骨柄的右缘下行，与跨越胸骨柄后侧的左头臂静脉汇合；在靠近胸骨角后侧，两侧头臂静脉汇合成上腔静脉。优点是可长时间留置导管，导管容易固定及护理，颈部活动不受限，是颈内静脉穿刺插管困难者的另一途径。缺点是并发症较多，易穿破胸膜，出血和血肿不宜压迫。

操作步骤如下：

（1）常规消毒铺巾，仰卧位，去枕，头低15°，局部浸润麻醉。

（2）在锁骨中、内1/3段交界处下方1cm定位，右手持针，保持注射器和穿刺针与颌面平行，左手食指放在胸骨上凹处定向，穿刺针指向内侧稍上方，紧贴锁骨后，对准胸骨柄上切迹进针，进针深度一般为3～5cm，穿刺针进入静脉后，即可回抽到血，旋转针头，斜面朝向尾侧，以便导管能顺利转弯，通过头臂静脉进入上腔静脉。

3.股静脉

股静脉是下肢最大静脉，位于腹股沟韧带下股动脉内侧，外侧为股神经，在股动脉搏动微弱或摸不到的情况下也易穿刺成功，但易于感染，下肢深静脉血栓形成的发生率也高，不宜于长时间置管或静脉高营养治疗。寻找股静脉时应以搏动的股动脉为标志。穿刺位置：穿刺点在腹股沟韧带下方2～3cm，股动脉搏动内侧1cm，针与皮肤呈45°。

（三）肺动脉插管

1.肺动脉插管步骤

将右心导管经导引钢丝或引导管插入静脉内，顺血流无阻力轻轻前送可依次呈现不同的压力曲线。以Edward漂浮导管颈内静脉途径为例，当送入导管20cm左右时，压力监测可示中心静脉压力曲线,呈典型的心房压力波形,表现为a、c、v波,压力波动幅度0~8mmHg；将气囊充盈至1.0~1.5mL,然后继续前行深度达30~35cm可出现右心室压力曲线,右心室收缩压可达25mmHg,舒张压0~5mmHg；将导管继续前行至40~45cm,可出现肺动脉压力波形,肺动脉收缩压为15~25mmHg,舒张压为5~15mmHg,此时常可见室性期前收缩；送导管前行直至50~55cm可出现肺动脉嵌顿压力曲线,范围5~12mmHg。不同穿刺途径进行检查,送入导管的深度不同。

2.注意事项

（1）避免导管在心腔内打结,特别是在推送导管时,如遇阻力不要强行送管,应使用退、转、进的手法使之顺利前进,防止盲目置管造成心脏穿孔等并发症。

（2）若导管自右心房后,继续推进15~20cm仍未见右心室或肺动脉压力波形,提示导管心腔内打结,应将气囊放气并将导管退至腔静脉后重新推进。

（3）漂浮导管进入右心室流出道后容易发生心律失常,如室性期前收缩,如发生严重心律失常需立即转变导管方向或退出导管,必要时给予抗心律失常药物后再重新操作。

（4）若充气不足0.6mL即出现肺动脉嵌顿压,或放开气囊,嵌顿压不能立即转变成肺动脉压力,则提示导管位置过深。

（5）为防止漂浮导管进入肺小血管,长时间堵塞导致肺梗死甚至肺动脉破裂等,应持续监测肺动脉压,且每次测定肺毛细血管嵌压的时间应尽可能缩短。

（6）导管留置期间,应经导管输液孔持续滴入肝素生理盐水以免形成血栓。

（四）右心导管拔除

取静脉穿刺时的体位,普通右心导管在去除敷料、剪断缝线后,让患者暂停呼吸,直接拔除导管并立即按压穿刺部位,予以消毒液进行局部消毒处理,敷料覆盖。漂浮导管首先用注射器抽吸气囊内气体进行主动排气,去除敷料、缝线后,迅速将导管退至引导管前端的位置,将导管和引导管一起拔除,对导管留置时间较长者,应采用油纱对皮肤穿刺点进行密封,以预防空气栓塞的发生。

八、并发症

右心导管术较为安全，其并发症的发生率较低，主要包括发生于静脉穿刺中的局部血肿、血栓形成、静脉炎、误穿动脉、误伤神经、感染、空气栓塞、气胸和血胸，和发生于肺动脉插管、留置过程中的心律失常、血栓形成、肺梗死、肺动脉破裂、感染等。严格按照操作规程进行穿刺可明显减少并发症的发生。

（一）气胸

静脉穿刺并发气胸见于锁骨下静脉和颈内静脉穿刺的患者，为穿刺针损伤肺尖部位的胸膜或刺穿肺组织漏气所致。对已有慢性阻塞性肺病患者，由于其肺尖升高和膨胀，极易被误伤，而在使用呼吸机患者中，这种并发症可能变得很危险，然而由气胸所致的死亡比较少见。发生气胸时，患者可出现明显胸痛，随即可出现呼吸困难的临床表现，后者与气体进入胸膜腔内的速度和容积有关。一旦发现穿刺导致气胸，应视其临床表现和胸膜腔积气的多少进行处理，具体的方法包括胸腔穿刺抽气以及胸腔闭式引流等。预防气胸发生的措施，包括对存在慢性阻塞性肺病患者尽量选择其他穿刺部位，或在操作时应避免穿刺进针点不应太靠外侧，进针不宜过深，以及尽量减少穿刺次数等，如果穿刺次数已达3次，仍未成功者应选择另一侧进行穿刺。

（二）空气栓塞

为操作过程中空气经开放的静脉管道进入血循环所致，其发生率非常低，多见于接受颈内静脉和锁骨下静脉穿刺的患者。主要由于气体经过未封闭的穿刺针、心导管及连接管等重复进入，积聚至出现严重并发症，包括急性呼吸窘迫综合征、严重低血压、晕厥、低氧血症，甚至严重心律失常和心搏骤停等。一旦发生空气栓塞，应立即将患者置于左侧垂头仰卧位，给予高浓度吸氧和辅助通气，或高压氧治疗，并可经肺动脉导管进行抽气，发生心搏骤停时进行心肺复苏。空气栓塞的预防措施，重在严格按规程进行操作，注意管道连接及液体的补充等。

（三）肺动脉破裂

导管进入肺动脉后，可因导管尖端送入过深、球囊过度充气，或球囊偏心性充气以及用力冲洗嵌顿的导管等引起肺动脉破裂。肺动脉高压、老年人或存在心脏疾病者，较易发生该并发症，常导致患者迅速死亡。进行连续导管压力监测，确保导管位于较大的肺动脉内，减少球囊充气次数，球囊充气时应缓慢进行，进行冲洗时应先排气等措施，可预防肺动脉破裂的发生。

（四）感染

血流动力学监测过程中，可因导管带菌或导管留置时间过长（超过 3 天）等而继发感染，引起败血症和感染性心内膜炎。一旦发生，应立即拔除导管，进行抗菌治疗。其预防措施包括，严格进行无菌操作，穿刺点局部皮肤重复消毒超过 40 秒，并于固定导管后进行敷贴覆盖，定期更换连接部件及液体，缩短导管留置时间等。右心导管在严密的防感染措施下，可留置数周而不发生感染。

（五）肺梗死

由于导管嵌顿时间过长或血栓栓塞，可引起肺梗死。患者出现明显胸痛，呼吸困难，咳嗽、咯血、严重低血压等表现，应尽量减少导管嵌顿时间，以及预防血栓形成等措施，可减少肺梗死的发生。

第二节 房间隔穿刺术

自 ROSS 等首先报道了房间隔穿刺术至今，随着心血管病介入治疗的开展，房间隔穿刺术已成为多种心血管病介入治疗的共同基础，包括先天性心脏病导管介入治疗、左心房—股动脉循环支持，特别是经皮二尖瓣成形术和射频消融术，尤其是心房颤动射频消融术的开展，使该技术成为电生理医生必须掌握的技术之一。

一、应用解剖

房间隔位于右心房和左心房之间，居于右心房后内侧壁，其前界与主动脉窦相毗邻，前下方为三尖瓣口，下方为下腔静脉口，两口间的隔面侧有冠状窦口，后界为后房室沟。房间隔中下 1/3 处为卵圆窝，卵圆窝直径为 2cm，中心部很薄，厚约 1mm，此位置是房间隔穿刺的最佳部位。卵圆窝大小不一，其右侧面凹呈窝状，左侧面则轻度凸出于左心房腔内。卵圆窝在主动脉根部下后方，后缘靠近右心房游离壁，前下方为冠状窦和三尖瓣环隔侧。如果有主动脉瓣或二尖瓣疾病，那么这些解剖结构就会有些变形。主动脉狭窄时，房间隔平面变得更加垂直，卵圆窝位置更加靠前。二尖瓣狭窄时，房间隔方向更加水平平坦，卵圆窝位置更低。加上房间隔（卵圆窝）可能会凸入右心房，如果在那些晚期心脏瓣膜病的患者行房间隔穿刺术，详细熟悉局部解剖就显得更为重要。

二、适应证

（1）二尖瓣球囊成形术。

（2）心房颤动导管消融术。

（3）起源于左心系统的其他心律失常的导管消融术。

（4）左心房—股动脉循环支持。

（5）经皮左心耳堵闭术。

（6）经皮经导管主动脉瓣及二尖瓣放置术等。

（7）动物实验研究。

三、禁忌证

（一）绝对禁忌证

（1）房间隔部位有血栓。

（2）因房间隔缺损接受了金属伞封闭的术后患者。

（二）相对禁忌证

（1）华法林有效抗凝治疗中的患者。

（2）巨大的右心房。

（3）心脏大动脉的畸形。

（4）显著胸椎侧凸后凸。

（5）主动脉根部显著扩张。

四、手术操作

房间隔穿刺的经典方法是由 Ross 创立的，在 Ross 法的基础上，先后出现许多改良方法以增加成功率，如利用左右心房造影确定透视标志的几种推导方法，或者由猪尾导管在 Valsalva 主动脉窦（非冠状动脉）的后方来帮助定位经房间隔穿刺最佳位置，右前斜位 45°透视指导房间隔穿刺点定位，以及希氏束定位法、电生理方法定位、右心导管定位法、经食管超声定位法、经心内超声定位法等。结合笔者所在中心的经验，此处重点介绍房间隔穿刺的经典方法和右前斜位 45°透视指导下房间隔穿刺术。

（一）房间隔穿刺的经典方法

Ross 于 1966 年将房间隔穿刺的方法做了系统的总结，形成了我们所说的经典方法，其要领是在后前位透视下将穿刺导管沿导丝送入上腔静脉，再将穿刺针送至穿刺导管顶端距开口约 1cm 处，这时穿刺导管和穿刺针指向前方，再从上腔静脉向下缓慢回撤到右心房的同时顺钟向旋转指向左后方向（在从下至上看为时钟 4 点的位置），继续向下缓慢回撤时顶端越过主动脉根部的隆突向右移动（患者的左侧）而与脊柱影重叠，再向下回撤时顶端滑进卵圆窝，透视下可见穿刺导管突然向心脏左侧的移动，此时轻轻地将导管顶端顶紧卵圆窝，推送穿刺针即可刺入左心房腔内。房间隔穿刺点一般在右心房影的中间部分，左心房轻度增大时房间隔的穿刺点在脊柱中右 1/3 交界线心脏投影的较高位置，随着左心房的继续扩大，穿刺点偏向下方（右心房影中下 1/3）和脊柱右缘，穿刺针指向也更为向后。

（二）右前斜位 45°透视指引下房间隔穿刺术

Ross 的经典房间隔穿刺法是在后前位透视下完成，而右前斜位 45°透视指引下房间隔穿刺术是在后前位透视下初步定位，然后在右前斜位 45°透视下精确定位，主要是定位穿刺点的前后位置。

1.穿刺点高度的确定

后前位透视下沿脊柱中线左心房影下 1 个椎体高度，范围 0.5～1.5 个椎体高；左心房影下缘不清楚者可行肺动脉造影顺向显示左心房影以定位左心房下缘或以冠状静脉窦电极与脊柱中线交界代表左心房下缘。

2.穿刺点前后位置的确定

右前斜位 45°透视下穿刺点位于心影后缘前 1 个椎体高度至心影后缘（指右前斜位 45°透视下心房侧心影边缘，相当于心房影边缘）与房室沟影（指右前斜位 45°透视下房室沟位置的透亮带，自左上至右下方向）的中点之间。

3.穿刺方向的确定

穿刺针及鞘管远段弧度消失呈直线或接近直线状，此时鞘管尖的位置即是穿刺点的准确位置，这说明鞘管头端指向左后 45°方向，即垂直于房间隔，并且在房间隔中央，沿该方向穿刺可避免穿刺点过于偏前（主动脉根部）和过于偏后（右心房后壁）而导致心脏穿孔或穿入主动脉，而后前位不能准确判断穿刺点的前后位置。后前位透视下认为理想的穿刺点在右前斜位 45°透视下可能明显偏离房间隔，因此右前斜 45°是房间隔穿刺点准确定位不可替代的体位。

（三）房间隔穿刺步骤

1.术前准备

正侧位胸片，注意观察心房边缘，升主动脉大小和走行，胸廓脊柱形态以及肺血管情况。心脏超声测定主动脉和心腔内径，房间隔方向、偏斜、膨出和厚度，最好采用食管超声明确左心房内有无血栓。

2.器械

血管穿刺器械同 Seldinger 血管穿刺。房间隔穿刺针常用 Brockenbrough 穿刺针，其尖端由 18G 变细为 21G，穿刺阻力及损伤小，针尾箭头状方向指示器指示针尖方向，成人一般用 18G71cm 的前端弧形穿刺针，巨大右心房者也可用直形穿刺针。小儿用 19G56cm 的穿刺针。房间隔穿刺套管常用 Mullins 鞘管，其由外套管和扩张管组成，前端呈 1/3 至半圆形弯曲，无侧孔，外套管尾端有止血活瓣及带三通的侧管。成人一般用 8F67cm 的 Mullins 套管，小儿用 6F 或 7F52cm 的 Mullins 套管；同样可选用 Swartz 鞘管；导丝一般用 0.813mm（0.032in）或 0.889mm（0.035in）长度 145cm 的弹性导丝；造影剂。

3.穿刺过程

患者取仰卧位，以 Seldinger 法穿刺右股静脉，将 0.813mm（0.032in）导引钢丝送至上腔静脉，沿导引钢丝将 Mullins 鞘管或 Swartz 鞘管送至上腔静脉，套管头端指向左侧，退出导引钢丝，给 Brockenbrough 穿刺针腔充满 1000U/mL 的肝素盐水，在后前位透视下经鞘管插入房间隔穿刺针，针尖指向 12 点位置（上方）推进，送达上腔静脉，但穿刺针需在鞘管头端内侧 0.5～1cm 处，若推送过程有阻力，应将穿刺针稍回撤并稍微改变方向后再推送。撤出房间隔穿刺针内的保护钢丝，接上已抽取造影剂的 10ml 注射器，推造影剂以验证导管通畅。然后边顺钟向旋转穿刺针和鞘管，从下至上看为时钟 4～5 点的位置，边同步回撤，到卵圆窝时影像上可见穿刺针尖端向左突然移位（落入感），这就是初步定位的穿刺点，在后前位透视下，可沿头足方向适当调整穿刺点的高度。若套管顶在卵圆窝，则轻轻推进套管有阻力，且套管尾部有心搏感。在右前斜位 45°透视下适当旋转穿刺针鞘，使穿刺针及鞘管头端影像伸直，此时鞘管尖的位置即是穿刺点的准确位置，这说明鞘管头端指向左后 45°方向，即垂直于房间隔，并且在房间隔中央。确定穿刺点及穿刺方向后，右前斜位透视，嘱患者平静呼吸避免咳嗽，左手使穿刺鞘管轻轻抵向房间隔并与患者大腿固定，右手推进穿刺针 0.5～1cm，固定穿刺针，自穿刺针腔注入造影剂。若见造影剂呈线状喷出，并迅速向心尖侧弥散消失，则穿刺成功。也可测压进一步证实，显示左心房压力曲线，压力值高于右心房，会抽出鲜红色血液。若见造影剂滞留于穿刺局部或压力突降甚至消失，则示穿入心包腔，应立即退针至穿刺鞘管内观察。若无心脏压塞征象，可轻轻旋转穿刺鞘管和穿刺针，重新定位定向，再次试穿。若见造影剂向主动脉弓方向弥散或显示主动脉压力曲线，应立即退针至穿刺鞘管内观察，若无异常情况，可下移穿刺点 1cm，重新定位定向，再次穿刺。

4.导入穿刺鞘管至左心房

一旦证实穿刺针进入左心房，则边注射造影剂边同步缩短距离（约 1cm）推送穿刺针和内外鞘管。固定穿刺针，边注射造影剂边同步短距离（约 1cm）推送内外鞘管。固定扩张管，边注射造影剂边轻轻推送外鞘管 1～2cm。造影剂喷射束在左心房后壁散开，任何时候穿刺鞘管远端与左心房后壁的距离都应＞1cm，以防左心房后壁穿孔。左手固定外鞘管于患者大腿上，一并退出穿刺针和扩张管。经穿刺鞘管注入肝素5000U，完成房间隔穿刺。对房间隔较厚或穿刺点未在膜部者穿刺针通过房间隔后鞘管会遇较大阻力，此时应避免盲目用力推送，即使用力推送也应避免鞘管通过后惯性前进。

5.注意事项

当一针穿刺失败时，首先可以微调穿刺点：将穿刺针撤入鞘管内，在右前斜位45°透视下，确保前段伸直前提下，适当旋转鞘管，适当调整穿刺点位置并再次穿刺，仍失败者需将鞘管送至上腔静脉重新按原方法定位。最好在导丝引导下将鞘管送至上腔静脉，经验丰富的术者亦可以直接将鞘管和穿刺针送至上腔静脉，将鞘管撤至右心房中部，保证穿刺针头端撤至鞘管内，同步旋转鞘管和穿刺针，使方向指示器指向12点方向（胸骨方向），然后一边左右摆动鞘管和穿刺针，一边推注造影剂，并向上腔静脉方向推送，以避免或及时发现鞘管刺入心房壁。通过鞘管在左心房内操作导管时也应注意，每次更换电生理导管时要先回抽鞘管内血液并用盐水冲鞘管，从鞘管内撤换电生理导管时不宜速度过快，以免负压进气，经鞘管送入电生理导管时要尽早透视，以免穿破左心房，因经鞘管送导管时力量传导至头端，尤其是进入左心耳时更易穿出。

五、并发症及处理

房隔穿刺的并发症同术者的经验有关，对于熟练的术者来说，房间隔穿刺术并发症通常很少（针尖穿孔＜1%，心脏压塞＜1%，死亡＜0.5%），多数并发症发生在初期的50次操作。房间隔穿刺最主要的并发症是心脏压塞。在房间隔穿刺点过于偏向前方时，有可能损伤三尖瓣和冠状静脉窦，造成心脏压塞。也有可能穿入主动脉，如果只是穿刺针穿入主动脉，立即退出，多数不会引起症状。如果已经将鞘管送入主动脉则需要外科手术。在房间隔穿刺点过于偏向后方时，可能穿透右心房后壁引起心脏压塞。尽管心脏压塞属于严重的并发症，但如果诊断及时、处理得当，可无严重不良后果。心脏压塞的主要表现为患者烦躁、淡漠甚至意识丧失，面色苍白、心率减慢、血压下降。症状的轻重同出血速度密切相关，有时少量的出血即可造成严重症状。在明确已发生了心脏压塞的情况下，首先要穿刺引流，在行心包穿刺前应尽可能行超声心动图检查以明确诊断，可行超声引导下心包穿刺引流或 X 线透视与造影剂指示下的心包穿刺引流。如果引流后仍然出血不止，则应外科治疗。同时，通过房间隔鞘管在左心房内操作电生理导管过程中，应注意在每次更换电生理导管时，要先回抽鞘管内血液并用盐水冲洗鞘管，从鞘管内撤换电生理导管时不宜速度过快，以免负压进气，导管和针腔存有气泡和血块，左心房附壁血栓和肝素使用不足，都是导致栓塞的根源，术中应注意避免。

参考文献

[1]巩萍.现代临床药物学应用[M].长春：吉林科学技术出版社，2019.

[2]彭欣，王均宁.中药方剂学[M].北京：中国中医药出版社，2015.

[3]李林军.现代临床药物学[M].北京：科学技术文献出版社，2017.

[4]辛本茹.实用临床药物学诊断[M].北京：科学技术文献出版社，2020.

[5]鲁耀邦，赵权.中药学[M].北京：中国农业大学出版社，2015.

[6]雷寒.内科学.第6版.[M].北京：人民卫生出版社，2009.

[7]王吉耀.内科学.第2版.[M].北京：人民卫生出版社，2010.

[8]宋小强.实用骨科诊疗精要[M].南昌：江西科学技术出版社，2022.